Ayuno Intermitente

Activa el potencial de tu cuerpo para la reducción de
peso, el bienestar y la máxima salud

*(La guía completa paso a paso para aumentar la energía y
perder peso)*

Anastasio Chamorro

TABLA DE CONTENIDOS

A Descubrir Las Ventajas Del Ayuno Intermitente

Las personas que están leyendo hasta aquí están aplaudiendo porque quieren alcanzar el peso ideal y tener una figura mejor. Comienzas a creer en el ayuno intermitente y en todas las ventajas que te brindará. En realidad, no te brindará nada, sino que te recompensará con tu voluntad cuando lleguemos al final.

Es evidente que si sigues esta dieta, perderás peso y te sentirás mejor porque al cambiar tu vida y reducir medidas, tu cuerpo se adapta y se expresa mejor. Ya no sentirás tanta fatiga ni encontrarás difícil hacer varias tareas.

La insulina es más efectiva, el cuerpo la acelera y la sensibilidad aumenta.

Cuando mejoramos nuestra alimentación, reducimos los triglicéridos y los valores negativos en nuestro cuerpo, como el colesterol malo y otros que tienen un impacto en nuestro cuerpo, reducimos el riesgo de tener problemas neurológicos y el cuerpo comienza a mejorar en todos los sentidos.

Para que comiences a notar los cambios desde el primer momento, te recomendamos tomar la nutrición de un ayuno intermitente. A continuación, discutiremos los ocho principales beneficios, incluido el ayuno intermitente. Como resultado, aprenderás y te convencerás de que este es el tipo de dieta que necesitas.

1. Disfruta de la rápida pérdida de peso.

El cuerpo comienza a transformarse internamente cuando comienza a hacer el ayuno intermitente, o elige cualquiera de las opciones de este tipo de alimentación, y comienza a procesar los alimentos de una manera más saludable. Por ejemplo, ya no comes alimentos grasos, fritos o en exceso, sino de una manera más saludable.

Cuando el cuerpo comienza a aprender este tipo de alimentación, notas inmediatamente los cambios porque ya toma la energía de su cuerpo de manera muy diferente a como lo había hecho anteriormente, y la grasa es una de sus fuentes de energía. Por lo tanto, va an ir tomando la grasa de su cuerpo y la utilizando para hacer todas las actividades diarias.

Los beneficios incluyen una reducción de medidas y una pérdida de peso, todo gracias a la modificación de sus hábitos alimenticios y al ayuno intermitente, que le permite procesar mejor los alimentos.

Cuando estés pensando en suspender el ayuno, recuerda que cuando sufres por no comer, hay un proceso de quema en tu cuerpo que transforma la grasa en energía.

No solo eso, sino que su cuerpo comienza a recuperarse y sentirse mejor mientras está hambriento.

Si experimentas una intensa ansiedad, puedes tomar algo con pocas calorías, como una taza de café sin azúcar o té verde sin edulcorante, lo que aliviará la ansiedad y continuará ayudando a tu cuerpo a perder peso.

Cuando llegue la hora de comer, hazlo con responsabilidad, no te pongas a comer todo lo que se te ponga enfrente como si hubieras acabado de ser rescatado de un naufragio después de días flotando en el mar.

Considere que este tipo de dieta se deriva científicamente de la misma conducta animal y se ha demostrado que tiene una gran ventaja en la prevención de muchas enfermedades. Te decimos que si haces dieta intermitente, previenes el diabetes tipo 2, la hipertensión, los problemas cardíacos e incluso algunos tipos de cáncer.

Experimentos en ratones demostraron que su vida se prolongó en un 50%.

¿Por qué no empezar a hacerlo si es tan bueno?

La dieta intermitente es necesaria para que este cambio en la forma en que tenemos acostumbrado nuestro cuerpo a funcionar sea mejor, pero reducir la comida de golpe es algo malo y se necesita una voluntad de hierro para hacerlo.

No olvides que perder peso es muy importante para tu salud, ya que te ayuda a perder peso y a mejorar tu cuerpo porque todos tenemos nuestros organismos diseñados para hacer ciertas cosas cuando lo exponemos a mayores pesos corporales. No solo el estómago o los lugares donde acumulamos grasa, sino que también los órganos se ven comprometidos y nos llevan a sufrir problemas de salud. La obesidad es la principal causa de que estos órganos fallen o se dañen y terminen con enfermedades graves de por vida.

Por esta razón, al comenzar el ayuno intermitente, debes comenzar a disfrutar del proceso para ti mismo y tu salud emocional porque aumenta tu autoestima y mejora tu estado de ánimo porque te sentirás mejor físicamente. Pierdes ese exceso que, aunque no lo sientas, tiene un impacto en tu cuerpo.

2. Obtenga beneficios del aumento de la sensibilidad a la insulina.

Para comprender este punto, debe saber que el páncreas produce la insulina, una hormona que produce cuando aumenta la glucosa, que es el azúcar en sangre. La insulina es responsable de eliminar la glucosa excesiva de la sangre.

Lo hace almacenando células en el interior de los músculos y células en la grasa del tejido adiposo, como la panza y las caderas.

La sensibilidad a la insulina mide cómo el cuerpo responde a la insulina. Eres sensible a la insulina si solo necesitas una pequeña cantidad para reducir tu nivel de insulina en sangre, pero si necesitas cantidades significativas, es porque las células ya no entienden la señal y no quieren absorber la glucosa, lo que resulta en una resistencia a la insulina.

Tener sensibilidad a la insulina es beneficioso porque tener resistencia afecta al cuerpo y aumentar esa resistencia puede causar problemas cardiovasculares, obesidad y diabetes tipo dos.

La insulina es una hormona que tiene como objetivo almacenar; cuando está alta, todas las grasas y carbohidratos que comas se almacenan en el estómago.

En todo el tejido adiposo, también. Esta sensibilidad a la insulina es lo que diferencia a las personas que se mantienen delgadas a pesar de comer una pizza familiar con mucho queso y una gaseosa gigante.

Hay factores inevitables de resistencia, como la edad, que nos hace resistentes a la insulina cuando comenzamos an envejecer. Por lo tanto, comer un plato rico a los veinte años no tiene el mismo impacto que comer uno a los cincuenta.

La insulina depende de factores externos que mantengamos, porque si en nuestra vida diaria incluimos una buena alimentación, hábitos como el ayuno intermitente y un ejercicio moderado, entonces ayudamos a nuestro cuerpo a tener una mejor resistencia an este problema y aumentamos la sensibilidad a la insulina.

Se han llevado a cabo investigaciones sobre personas que recibieron la misma cantidad de calorías, pero an un grupo se le dio una dieta alta en carbohidratos y baja en carbohidratos, mientras que an otro grupo se le dio una dieta baja en carbohidratos y alta en grasa. La dieta baja en carbohidratos redujo el peso de las personas resistentes a la insulina, mientras que la dieta baja en grasas redujo el peso de las personas sensibles a la insulina.

La dieta cetogénica es una de las dietas más efectivas para aumentar la sensibilidad a la insulina, similar an un ayuno intermitente que obliga al cuerpo an entrar en cetosis, es decir, utiliza las grasas en lugar de los bancos de carbohidratos para tener energía.

La fructosa, el azúcar de las frutas, es otro de estos carbohidratos. Por esta razón, incluso cuando consumes frutas, debes ser cuidadoso porque puedes experimentar un aumento en la resistencia a la insulina.

El objetivo de toda la dieta intermitente es perder peso al aumentar la sensibilidad a la insulina, lo que reduce el peligro de desarrollar diabetes.

Cuando comienzas a hacer la dieta intermitente, comienzas a disfrutar de los grandes beneficios que tiene ser más sensible a la insulina y comienzas a bajar de peso, así que solo te queda disfrutar del premio por el sacrificio tan grande que estás haciendo.

3. Un beneficio extraordinario: reduce los niveles de colesterol y triglicéridos.

Tener niveles saludables de colesterol y triglicéridos es otro gran beneficio de mantenerse en un ayuno intermitente.

Si siempre has escuchado hablar de ellos pero no estás seguro de cómo está funcionando el asunto, te lo explicaremos.

El colesterol es una sustancia parecida a la grasa que nuestro cuerpo necesita toda la vida. Esta se encuentra en las membranas celulares de nuestro cuerpo.

El cuerpo lo requiere para producir ácidos biliares, vitamina D y hormonas. Pero cuando el colesterol aumenta en la sangre y se acumula en las arterias, puede ser peligroso y causar complicaciones como el estrechamiento y el endurecimiento de las arterias debido al depósito de colesterol en las paredes.

El hígado produce la mayor parte del colesterol, y la dieta te da el resto. Mucho colesterol se encuentra en la bilis, y parte de ese colesterol se absorbe por el intestino.

En los medios acuosos, el colesterol es insoluble y se transporta en lipoproteínas, que se componen de una parte lipídica o acuosa y otra proteica. Las dos clases de lipoproteínas transportan el colesterol a la sangre.

Lo has visto seguramente en un examen de sangre. Las lipoproteínas de baja densidad, también conocidas como colesterol malo, son las lipoproteínas que transportan el colesterol a los tejidos para su uso.

El riesgo de problemas cardíacos aumenta cuando este nivel es alto.

La HDL, también conocida como colesterol bueno, es otra siglas que habrás visto. Recoge el colesterol de los tejidos y lo lleva al hígado para que la bilis lo elimine. El riesgo de sufrir problemas cardíacos aumenta con un bajo nivel de colesterol HDL.

Varios factores pueden causar niveles elevados de colesterol:

• La edad y el sexo: el colesterol aumenta a los veinte años y continúa aumentando hasta los sesenta o sesenta y cinco. • Herencia: muchas personas tienen una dieta saludable pero apenas se salen de su dieta saludable. A los 50 años, los hombres suelen ser más altos, pero luego de esta edad, las mujeres suelen ser menos altas.

• Tus niveles de colesterol aumentarán inevitablemente si sigues una dieta rica en grasas y alimentos que no son nutritivos, como la comida chatarra y otros. Si no se toman medidas correctivas, desarrollarás problemas de corazón graves que podrían conducir an otras causas más graves.

Para evitar el aumento del colesterol, se debe tener una alimentación saludable.

Los triglicéridos, por otro lado, son un tipo de grasa en sangre que almacena las calorías adicionales que el cuerpo consume y las almacena en forma de grasas.

Los triglicéridos ingresan a la sangre a través de órganos como el hígado y el intestino y se transportan a través de proteínas, las mismas lipoproteínas que transportan el colesterol.

Los triglicéridos altos aumentan el riesgo de problemas cardíacos, sobrepeso, diabetes, enfermedades del hígado y riñones.

Por lo tanto, tener una dieta saludable Se recomienda que haga un ayuno intermitente y haga ejercicio para mantener los valores en sangre correctos, evitando enfermedades y bajar de peso. Esto se debe a que se ha demostrado que bajar de peso mejora los valores en sangre de colesterol y triglicéridos.

4. Disminuye la frecuencia de algunos trastornos neurológicos.

Por si no lo sabías, el cuerpo también cambia a nivel neurológico cuando no tienes una buena alimentación y cambia cuando tienes un buen hábito y cuidas lo que comes y tomas medidas, como el ayuno intermitente. Discutimos el tema.

La dopamina, una sustancia que se encuentra en el cerebro y se relaciona con la adicción a la cocaína, el alcohol y las drogas, puede desempeñar un papel importante en el desarrollo del sobrepeso. Según investigaciones, los cerebros de las personas obesas tienen menos dopamina, o el placer emocional que experimentan con ciertas cosas.

Las drogas aumentan la dopamina en el cuerpo, mejorando la comunicación entre las neuronas.

Las personas obesas experimentan placer al comer, al igual que el consumo de drogas, lo que puede llevar an un vicio masticable. Por lo tanto, se cree que las personas obesas y las adictas a la comida pueden tener anormalidades en la dopamina.

El estudio, llevado a cabo por el Laboratorio Nacional Brookhaven de Estados Unidos, comparó la presencia de receptores de dopamina en el cerebro de individuos con peso normal con aquellos con obesidad. La investigación encontró que las personas obesas son más receptivas.

Se cree que las personas obesas tienen receptores de dopamina más altos porque tratan de compensar comiendo demasiado.

Por lo tanto, al trabajar el cuerpo, también educamos al cerebro para que aprenda a comer bien. Seamos sinceros, no somos adictos a comer como los peces de una pecera que se nutren hasta que se mueren reventados si les echas todo el pote de alimento. Sin embargo, seguiremos siendo cada vez más adictos hasta llegar a la obesidad extrema.

Pero al eliminar este mal hábito, se puede enseñar al cuerpo a comer bien y a tener ayunos intermitentes, lo que finalmente lo hará sentir mejor. Ten en cuenta lo que este estudio dijo: si nos alimentamos mal, nos convertiremos en drogadictos y esperaremos la próxima comida, pero si nos alimentamos de manera saludable, viviremos mejor.

Las personas que consumen drogas experimentan muchas desgracias, pero ¿qué causa el sobrepeso? Se puede considerar una enfermedad adictiva que rápidamente mata a la víctima.

Siguiendo con el tema de la obesidad, los individuos con sobrepeso experimentan una disminución en las habilidades cognitivas, lo cual puede deberse al estado inflamatorio que existe en todo nuestro cuerpo.

Tener obesidad cuando se es menor de 65 años es un candidato ideal para problemas de declive cognitivo y deterioro de otras habilidades.

El sobrepeso también está relacionado con la pérdida de memoria, según estudios.

Esto puede tener un impacto en el desempeño intelectual.

Esto se ve en muchos aspectos; un estudio encontró que la respuesta cerebral a la presencia de alimentos mostró que las personas con sobrepeso tenían mayor actividad en el área de la cabeza donde se activa la recompensa, en comparación con los no obesos.

También se notó que las personas que veían imágenes de alimentos ricos en calorías no tenían tanto control sobre sus impulsos.

La alteración emocional se notaba en los obesos, por lo que se ve baja autoestima y obesidad de la mano.

Es por eso que llevar una buena alimentación junto con el ayuno intermitente es crucial para obtener mejores resultados.

Ayuda A La Autofagia Y La Reparación Celular.

La autofagia o la reparación celular es uno de los grandes beneficios que se obtienen a través de la aplicación del ayuno intermitente en el organismo. El tipo de vida que llevamos y la forma en que se comporta nuestro cuerpo contribuyen a la regeneración de nuestro cuerpo.

Todos sabemos que el cuerpo tiene la capacidad de regenerarse, y muchos expertos coinciden en que la pérdida de peso y la regeneración están muy relacionadas. Este tipo de alimentación lo demuestra.

Es un mecanismo natural que ocurre en el cuerpo a nivel celular, lo que reduce la probabilidad de contraer enfermedades de diversos tipos porque, si lo consideras de esta manera, tu cuerpo se daña de algún modo, en tu interior no sientes nada, pero está allí, y si no contabas con la regeneración celular, tendrías consecuencias graves en tu organismo. A lo largo del tiempo, podrías enfermarte o desarrollar un cáncer grave. Como resultado, la regeneración celular elimina o sana las células dañadas y aumenta la esperanza de vida.

Pero llevar una mejor alimentación y tener mejores hábitos es la manera de impulsar la regeneración. Se ha demostrado que hacer un ayuno intermitente puede ayudar a tu cuerpo a mejorar este proceso natural. No cuidar la alimentación y el cuerpo en general retrasa este proceso y, por supuesto, aumenta las posibilidades de contraer enfermedades.

Ayuda a las células a comer los desechos tóxicos que tienes en tu organismo mientras estás ayuno.

Es probable que haya escuchado la afirmación de que nuestro cuerpo se renueva por completo cada siete años, y que el tipo de vida que lleves siempre determinará cómo vivirás los próximos siete años. Nacemos y morimos cada siete años. La calidad de nuestras células no es la misma que hace años. Esto seguramente te asusta porque puede haber una célula maligna en tu cuerpo en este momento. Por lo tanto, debemos cuidar lo que comemos y nuestro organismo, invitándolo a hacer la autofagia, que es comerse a sí mismo.

Sin embargo, no funciona así, pero debemos entender que las células se suicidan y el cuerpo se renueva constantemente. Entonces, te preguntamos cómo deseas que sean esas células nuevas que nacen en tu cuerpo.

Esto dependerá del estilo de vida que lleves. El ayuno intermitente ayuda al cuerpo a regenerarse y eliminar lo malo para dar paso an un cuerpo mejor.

Por lo tanto, seguiremos recomendando esta forma de vida. Cuando no comes sino en pleno ayuno, el cuerpo utiliza la energía de la grasa y comienzan a surgir nuevas energías.

Es fundamental proteger nuestro cuerpo de los tóxicos porque si permitimos que esas células permanezcan en nuestro cuerpo, estamos permitiendo la aparición de enfermedades como el Alzheimer o algunos tipos de cáncer.

Por si no lo sabías, tenemos software que repara lo malo, pero depende de cómo vivimos nuestras vidas y cómo nos cuidamos, puede que ese programa limpie bien o se llene de virus que contaminen todo el sistema y finalmente dañen el hardware.

Una opción para liberar al organismo de células dañinas es comer alimentos balanceados, hacer ejercicio regular y hacer ayunos intermitentes.

6. Disminuye los signos de inflamación.

Para ser claros, el sobrepeso, entre otras condiciones, es un problema constante que causa problemas de salud, como ya mencionamos en este mismo capítulo. Es un estado constante de inflamación en el que todo lo que está así funciona mal, por lo que ese organismo fallará y tendrás problemas de salud a largo plazo.

La obesidad no es simplemente no caber en la ropa; es una enfermedad que persiste a lo largo del tiempo, es compleja y tiene múltiples factores contribuyentes. Se inicia en la infancia y la adolescencia, pero tiene un impacto en el comportamiento y la genética, lo que resulta en comer de más.

El síndrome metabólico y la inflamación interna alteran el cuerpo, lo que aumenta el riesgo de muerte.

La economía también se ve afectada por esto, ya que alguien obeso necesita gastar mucho dinero debido a sus sufrimientos, medicamentos, tratamientos e incluso cirugías, además de no poder tener una mejor vida laboral debido a la discriminación hacia los obesos en algunos lugares.

Esto no es algo fácil; un estudio del Centro de Investigación Biomédica en

Red Fisiopatología de la Obesidad y la Nutrición encontró que la inflamación es responsable de la muerte de las células adiposas. Debido a que la aparición de esta inflamación provoca un aumento en la apoptosis del tejido adiposo, lo que puede provocar enfermedades metabólicas.

La apoptosis es la muerte celular, pero en el mal sentido de la palabra, porque causa problemas que no deberían ocurrir porque existe una genética establecida que ayuda en el desarrollo de órganos y sistemas. Lo más importante de todo este proceso es que estas células deterioradas que no se reparan provoquen enfermedades. Estas células dañadas continúan sufriendo daño hasta que se convierten en cáncer. Es muy serio.

Las personas obesas necesitan más células adiposas para almacenar más grasa, pero la mayoría de estos los llevan a la muerte debido a las malas consecuencias de la apoptosis en exceso.

El tejido adiposo es el más capaz de crecer y es la principal reserva energética del organismo. Los adipocitos son las células encargadas de almacenar grasas. Este tejido cumple dos funciones: protege los órganos y regula la ingesta y el gasto de energía.

Comprenderemos ahora que la obesidad es una enfermedad inflamatoria porque esta región que engorda está compuesta de células activas como adipocitos maduros, pre adipocitos, fibroplastos, células endoteliales, mastocitos, granulocitos, linfocitos y macrófagos.

La inflamación es un proceso útil cuando ocurre en condiciones normales; es la respuesta del cuerpo para volver a las condiciones normales.

Esto después de un daño causado por estrés metabólico o por un agente infeccioso. Sin embargo, si no se resuelve, la inflamación se vuelve persistente.

Aquí es donde los adipocitos crecen y se vuelven más grandes y liberan moléculas que contribuyen a la inflamación que no se resuelve.

Por lo tanto, debemos cuidar el cuerpo y ayudarlo a reducir medidas. Esto se logra con una dieta saludable y una dieta saludable, así como con hábitos como el ayuno intermitente, que, como ya sabes, beneficia al cuerpo.

Se puede mejorar el peso y reducir la inflamación mediante una dieta saludable, consumiendo alimentos saludables, granos integrales, verduras, bebidas líquidas y actividad física.

El hambre disminuye.

Una de las cosas que más les gusta a las personas que comienzan a hacer este tipo de dieta es que dejan de sentir hambre mientras reducen las medidas. Te lo mencionamos hace algunas páginas. Cuando empiezas a seguir este tipo de dieta, tienes la ventaja de obtener una nutrición completa y a la vez reducir la ansiedad por comer. Aunque al principio es difícil de entender, estás saliendo de un proceso adictivo con la comida, tienes la abstinencia, pero ya te contamos que esto es como una droga, pero tu droga es la comida, quieres comer y sentir esa ansiedad. Sin embargo, una vez que lo superas y cambias tu perspectiva de ser gordo, comienzas a no sentir tanta ansiedad y no te quedas hambre.

Incluso hay personas que admiten que cuando llega el momento de comer, no han tenido hambre, por lo que se sienten muy a gusto y se sienten obligadas a comer. Esto no es porque tengan un problema alimenticio, sino porque ahora dedican su energía an otra cosa y aprenden a comprender su cuerpo y hacerlo asimilar mejor los alimentos. Una de las mayores satisfacciones que experimentan aquellos que practican el ayuno intermitente es esta.

Pero el truco de todo esto está en la alimentación: muchas de las comidas chatarras y de alimentos que no ayudan a mantenerte lleno, los comes y al rato ya tienes el deseo de comer más. Cuando mejoras los alimentos que ingieres también reduces el deseo de comer más, y con un ayuno intermitente logras grandes resultados.

Debido a la lucha contra el hambre, muchas personas abandonan las dietas. Si aún no estás en la divina etapa de no sentir hambre durante los tiempos de ayuno intermitente, entonces sigue estos consejos:

Te recomendamos que siempre tengas a mano una botella de agua y bebas para aliviar la ansiedad al comenzar la dieta porque el agua hace que nos sintamos saciados. Para combatir el deseo de comer, puede tomar té verde o café sin azúcar.

Otra opción es tomar agua con sabores. Para hacerlo, pon un trozo de fruta en el fondo de una jarra con agua y luego la dejas en la nevera toda la noche. Al otro día, puedes agregar pepino, bayas o incluso menta. Hay una gran cantidad de agua saborizada en línea que no contiene calorías y es ideal para ayuno.

Los alimentos ricos en fibra son ideales para sentirse saciados, ya que ocupan mucho volumen en el estómago y te mantienen saciado por más tiempo.

Al seguir este tipo de dieta, evitarás la tentación de comer durante los ayunos. Recuerda que tu hambre es a menudo psicológica. El cerebro comienza a jugar contigo, tu deseo de comer se convierte en una ansiedad insoportable y finalmente mueres.

Si desea mantener una dieta saludable y mejorar lo que ya hace, el ayuno intermitente, puede incluir estos alimentos en su lista de la dieta:

• Los frutos secos tienen grasas saludables que mejoran la digestión y te hacen sentir más saciado.

• El huevo, aunque no se debe comer demasiado porque aumenta el colesterol, es saludable.

• El pescado, como el salmón, tiene proteínas, es graso y tiene muchos valores nutricionales, como el omega 3. Aunque no te aconsejamos comerlo frito.

• La avena es rica en fibra, y ayuda a que no sientas hambre, te llena por más tiempo.

• Los cereales son ricos en fibra, es por eso que los puedes comer también.

• Patata es otro de los alimentos ricos que puedes utilizar para tu dieta diaria si las comes cocidas mucho mejor, aunque no avises porque son un carbohidrato.

Aproveche El Tiempo Y El Dinero.

Ya Te Hemos Demostrado Que Este Tipo De Alimentación Tiene Muchos Beneficios, Pero No Te Hemos Dicho Que También Ahorras Mucho En Alimentos, Aunque No Lo Notes En Las Compras Al Momento. Esto Es Otro De Los Grandes Beneficios De Llevar Una Dieta Intermitente.

En La Actualidad, El Ahorro Es Algo Muy Valorado. Si Desea Reducir Aún Más Sus Gastos Además De Todo Lo Que Ya Está Haciendo, Te Contamos Cómo Ahorrar Más En Su Dieta Con El Ayuno Intermitente.

Para Comenzar An Ahorrar, Lo Primero Que Debes Pensar Es Mantener Una Dieta Saludable Y Evitar Comprar Artículos Costosos. Las Barritas Energéticas, Los Suplementos Y Otros Artículos Pueden Agregar Gastos Adicionales Que Podrías Ahorrar.

Cuando Vayas A Comprar, Considere Los Precios De Los Productos; Es Asombroso Cómo Productos Casi Idénticos Pueden Tener Precios Muy Diferentes Solo Por Ser De Marcas Diferentes E Incluso Los Productos Económicos Pueden Ser Incluso Más Baratos Que Los Costosos. Por Lo Tanto, Fíjate Y Experimenta; Te Sorprenderá La Cantidad De Dinero Que Puede Ahorrar.

No Metas Alimentos En La Cesta A Lo Loco Porque Puedes Llevarte Un Montón De Alimentos Que No Necesitas, Y No Vayas Al Supermercado Con Hambre, Es Todo Un Crimen Hacerlo Y Seguro Terminarás Saliendo Con Un Carro Lleno De Cosas Que No Necesitas Y Que Afectan El Ritmo Alimenticio Que Estás Llevando.

Cuando Miras Los Precios, Debes Leer Las Etiquetas Para Saber Qué Compras Y Comes.

Que Esa Cesta Sea Verde Y Colorida Con Frutas Y Verduras; No Pase Por El Pasillo De Las Chucherías Porque Terminarás Pecando. Recuerda Que Cuando No Estás En Ayuno, Debes Comer Cinco Piezas De Verduras Y Frutas. Elige Las Frutas De Temporada Porque Tienen Los Mejores Precios.

Cuando Se Trata De Este Proceso Alimenticio, La Comida Congelada Es Otra Excelente Opción Porque Contiene Los Mismos Nutrientes Que La Comida Fresca. Son Más Baratos Y Ideales Para Evitar Desperdiciar Alimentos Porque Puede Congelar Lo Que No Cocines En Lugar De Dejarlo Dañado En La Nevera.

Los Productos Bajos En Calorías Son Más Baratos Y Ideales Para Seguir Una Dieta Saludable Mientras Ahorra Dinero. Cuando No Estés Ayunando, Coma Lo Suficiente Y Sigue Una Dieta Saludable.

Disfruta Cocinando Si No Quieres Aburrirte En La Cocina Y Desperdiciar

La Comida. Prepara Primero Los Alimentos Perecederos Y No Tires Las Verduras, Ya Que Son Las Primeras Que Se Dañan. Si Crea Recetas, Descubrirá Lo Divertido Que Es Comer Sano Y Económico.

En Cuanto A Los Aperitivos, Consume Aquellos Que Son Económicos Y Saludables; No Busques Quedarte Completamente Saciado Porque Gastas Más Dinero; En Cambio, Si Comes Algo Saludable, Como Verduras O Una Banana, Ahorras Dinero Y Te Comes Una Merienda Rica En Potasio.

1. Cortisol 2.

Segundo Peligro Que Podemos Encontrar Alrededor Del Ayuno Intermitente, El Aumento Del Cortisol, Y Esto Es Algo Que Se Encuentra Con Muchísima Frecuencia Y Sobre Todo En Personas Que De Forma Radical, De

Forma Rápida, Quieren Iniciarse En El Ayuno Intermitente Junto Al Resto De Herramientas Nutricionales Como Puede Ser Una Cetosis, Como Pueden Ser El Entrenamiento Aeróbico En Ayunas Para Bajar La Glucosa, Como El Crossfit O El Ejercicio Muscular Por La Tarde Sin Saltarse Nada La Dieta; Al Final Siempre Hay Que Hablar De Flexibilidad Metabólica Nerviosa Hormonal, Si Nosotros Tenemos Que Conseguir Una Flexibilidad Y Un Equilibrio En Todos Los Ámbitos Fisiológicos Del Organismo, Y Uno De Los Beneficios Del Ayuno Intermitente Tiene Que Ser Favorecer Esa Flexibilidad Metabólica, La Sensibilidad A La Insulina Pero Por Otro Lado, Por Exceso De Estrés Físico, Nervioso Y Emocional Una Persona Que Nunca Ha Hecho Dieta Y De Golpe Se Pone A Hacer El Ayuno Intermitente Con Una Cetosis, Sin Nada De Carbohidrato, Entrenando Muchísimo, El Aumento Del Cortisol Que Es La Hormona Anti Nflamatoria Que Libera Nuestra Cápsula

Suprarrenal En Un Intento De Compensar Toda La Inflamación, Toda La Hiperactividad Del Sistema Nervioso, Va A Ser Tan Alto Que Vamos A Tener Una Serie De Efectos Secundarios Como Consecuencia De Esa Liberación Tan Abusiva Del Cortisol Por Parte De La Cápsula Suprarrenal.

El Cortisol Es Una Hormona Neo Glucogénica Que Ayuda A Mi Organismo A Manejar El Estrés Y La Información Que Contiene, Como Lo Demuestra Mi Primer Ayuno Intermitente, Una Dieta Baja En Carbohidratos, Un Exceso De Entrenamiento Y Otros Factores. El Cuerpo Libera Este Cortisol Para Combatir La Inflamación Y Evitar La Entrada De Citocinas Y Dolor. Es Importante Recordar Que El Cortisol Es Una Hormona Neoglucogénica, Lo Que Significa Que Aumentaremos El Nivel De Glucosa En El Plasma Sanguíneo An Expensas De Descomponer Y Romper Aminoácidos Musculares. Si Aumento La

Glucosa En El Plasma Sanguíneo, Mi Páncreas También Liberará Insulina.

Una Persona Con Sobrepeso Probablemente Ha Hecho Todo Lo Posible Para Reducir La Inflamación En Su Cuerpo, Ha Hecho Ayunos Intermitentes, Ayunos Estrictos De 16 Horas, Ha Intentado Reducir Los Carbohidratos En Su Dieta Para Reducir Aún Más La Insulina, Y Lo Ha Hecho Todo De Manera Perfecta Porque Ha Leído Muchos Estudios, Ha Visto Videos De Nutricionistas Y Otros Médicos, Ha Tomado Información Sesgada Y Ha Intentado Todo De Manera Perfecta.

Pues Nos Encontramos Con Una Persona Que A Pesar De Hacerlo Todo Perfecto Luego Acaba Con Una Resistencia A La Insulina Y Una Posible Derivación Hacia La Diabetes Tipo 2,

Qué Paradójico, Aparentemente Hemos Utilizado Herramientas Que Deberían Según Lo Que Leemos Muchas Veces Mejorarnos Nuestra Salud, Nuestra Fisiología Y Acabamos Con Una Resistencia A La Insulina; Con La Particularidad De Que Ese Exceso De Cortisol Si Se Encuentra Muy Elevado Con El Paso Del Tiempo Puede Acabar Produciendo Catabolismo, Pérdida De Masa Muscular Y Nos Encontramos Con Una Persona Donde Su Tasa Metabólica Basal Ha Bajado, Y Qué Ocurre Si Mi Tasa Metabólica Basal Es Menor Como Consecuencia De Haber Acelerado Tanto El Metabolismo, No Meter Hidratos De Carbono, De Comer Muy Poco A Lo Largo De Esas 6-8 Horas, De No Haber Comido Las Calorías Como He Dicho En El Anterior Punto, Pues Que Al Final Tiene Menos Masa Muscular, Quema Menos Y Al Final Tiene Que Restringir Incluso Cada Vez Más Las Calorías Para Seguir Bajando Y Entra En Un Círculo Vicioso Por Eso Es Muy Importante Hacer El

Ayuno Intermitente, Pero Controlando El Contexto De Cada Persona, Invitando A Parar Cuando Se Entrena Mucho, Introduciendo Días De Carga De Hidratos De Carbono, Rompiendo El Ayuno Intermitente Y Haciendo Días Donde Tengamos Que Hacer Cuatro O Cinco Y Hasta Seis Comidas, No Pasa Nada, Todo Va Por Épocas Según El Entrenamiento, Según El Estrés, Según La Adaptación A Los Hidratos De Carbono, Según La Salud De Base O Según La Irritabilidad, La Paciencia Mental O La Estabilidad Emocional Que Tenga La Persona En Cada Momento.

El Estudio Del Ayuno Intermitente

El ayuno intermitente tiene más ventajas que desventajas, pero cada dieta y adición de aptitud en su vida tiene ventajas y desventajas. Si te acercas al ayuno intermitente con una mente abierta, descubrirás que puede ayudarte a lograr sus objetivos de pérdida de peso. A continuación, proporcionaremos más detalles sobre la teoría del ayuno intermitente y cómo puede controlar su hambre mientras ayuna.

Hay una gran cantidad de datos y estudios que respaldan el ayuno intermitente. Como el ayuno no es algo nuevo, hay mucha investigación sobre él. El ayuno intermitente puede ser una moda en un futuro cercano, pero afortunadamente es una moda basada en la ciencia. A pesar de que la mayoría de los estudios sobre el ayuno se han llevado a cabo en animales, la ciencia sigue siendo prometedor.

El ayuno no es una invención reciente. El ayuno ha demostrado ayudar al cuerpo a restablecerse y a despejar la mente. Es curioso que la ciencia vaya mucho más allá. El ayuno intermitente pone a las células de tu cuerpo bajo un estrés leve, lo que es una teoría intrigante que ha sido bien investigada. Estas células resisten el estrés y pueden resistir mejor las enfermedades. El estrés generalmente se asocia negativamente.

Sin embargo, el estrés no es naturalmente malo. El estrés puede tener efectos positivos. Pensa en lo que haces cuando haces ejercicio. Aunque estás cansado y agotado, cuando tus músculos se recuperen, te sentirás más fuerte. Según la investigación, las células de tu cuerpo responden al ayuno intermitente de manera similar al ejercicio.

La pérdida de peso durante el ayuno intermitente puede deberse an una variedad de factores. Por un lado, con una ventana de alimentación limitada, será mucho más sencillo comer menos calorías. Comiendo en días alternos, durante un período de ventana, o saltando ciertas comidas, tendrás menos calorías consumidas que si estuvieras comiendo muchas comidas a lo largo del día. Cuando dejas de comer durante un período prolongado, tu cuerpo recurre a las células grasas del tejido adiposo para obtener energía, lo que es otra razón por la que puedes perder peso en ayunas. Las cetonas se liberan en el torrente sanguíneo que transporta la grasa, y finalmente pierdes la grasa corporal a través de la orina. Según la investigación, un ayuno a corto plazo aumenta la velocidad de tu metabolismo. Digiere tu comida a través de tu metabolismo. La pérdida de peso aumenta cuando trabaja más rápido porque quema más calorías. El ayuno intermitente hace ambas cosas:

limita el consumo de calorías. Aumenta las calorías que consume y también reduce las calorías que consume. Esto resulta en un déficit calórico significativo. Si hace ejercicio además del ayuno intermitente, aumentará su déficit calórico y perderá aún más peso.

El ayuno intermitente no es solo una moda para perder peso. Debido a los otros beneficios, el ayuno intermitente es popular entre muchas personas que ya están en forma. La reducción de la probabilidad de desarrollar resistencia a la insulina es una de estas ventajas. Los casos de diabetes de tipo 2 están aumentando. Según los estudios, un ayuno intermitente reduce los niveles de azúcar en sangre. Se ha observado que durante el ayuno, la insulina disminuye entre un 20 y un 30% y el azúcar en sangre en ayunas disminuye entre un 3 y un 6%. Los niveles de insulina y azúcar en sangre más bajos reducen el riesgo de desarrollar resistencia a la insulina, que puede resultar en diabetes de tipo 2.

El ayuno intermitente también puede ser una buena dieta si busca beneficios antienvejecimiento. El estrés oxidativo es un proceso que nuestro cuerpo experimenta. El envejecimiento y muchas de las enfermedades crónicas que vemos aumentar hoy en día son causadas por el estrés oxidativo. Los radicales libres nocivos reaccionan con las proteínas y el ADN de nuestro cuerpo y los dañan, lo que provoca estas enfermedades y el envejecimiento. Sin embargo, los estudios han demostrado que un ayuno intermitente hace que nuestro cuerpo sea más capaz de combatir estos radicales libres perjudiciales. Esto podría ser útil para combatir los efectos del envejecimiento.

El ayuno también beneficia al corazón. No es sorprendente que en muchos países, las enfermedades cardiovasculares sean la principal causa de mortalidad. El ayuno intermitente puede estabilizar las hormonas cerebrales y mejorar la salud cardiovascular. El ayuno puede reducir el riesgo de problemas cardíacos porque reduce factores de riesgo como el colesterol LDL, los triglicéridos en la sangre, los niveles de azúcar en la sangre y los niveles de inflamación. El ayuno intermitente puede ayudarlo a dejar de tomar medicamentos para el colesterol alto o la presión arterial alta.

El ayuno intermitente ha demostrado impresionantes beneficios en la prevención del cáncer en estudios con animales, pero todavía no se ha probado en humanos. Estos animales que recibieron un ayuno intermitente tuvieron más tiempo de vida y menos síntomas de tumores. Cualquier investigación que demuestre que esta dieta puede ayudar a prevenir el cáncer debe tomarse en serio porque el cáncer es una enfermedad que no se comprende del todo. Además, un estudio examinó a personas que recibieron quimioterapia. Se descubrió que las personas que seguían una dieta de ayuno intermitente tenían menos efectos secundarios de la quimioterapia. Para comprender la conexión entre el ayuno y el cáncer, será necesario realizar investigaciones adicionales, sin embargo, las conclusiones hasta ahora parecen ser muy favorables.

Las investigaciones han demostrado que el ayuno intermitente tiene muchos beneficios, pero ¿cómo funciona? ¿Por qué el ayuno intermitente tiene tantos beneficios?

El momento en que se consumen las comidas puede afectar la forma en que el cuerpo almacena las calorías, al igual que las calorías de las verduras son mejores que las del pastel de chocolate. Cuando comemos algo, nuestro metabolismo normalmente pasa horas quemándolo y digiriéndolo. El estómago utilizará la energía o la almacenará en forma de grasa a medida que digiera estos alimentos. Por lo tanto, si alguien come constantemente durante todo el día, su cuerpo usará la fuente de energía más cercana. En lugar de utilizar la energía almacenada en la grasa corporal, quemará las calorías de lo que acaba de comer. Debido a que los alimentos que consume tres o más veces al día le dan constantemente energía, no necesita grasa corporal. El ayuno intermitente evita que el cuerpo reciba una cantidad constante de alimentos en intervalos de pocas horas. Como resultado, cuando el cuerpo se da cuenta de que no está recibiendo ningún alimento, comienza a quemar calorías de las células grasas o de la energía almacenada. El cuerpo quema estas células de grasa porque son su única fuente de energía.

Esto también puede ocurrir con el entrenamiento intermitente. El cuerpo no consume suficiente glucosa y glucógeno durante el ayuno y después del entrenamiento. Por lo tanto, en lugar de quemar los carbohidratos, de los cuales suelen derivarse la glucosa y el glucógeno, debe buscar energía dentro de ellos. La grasa almacenada en el tejido adiposo es la forma más fácil de obtener energía. Esto contribuye a la pérdida de peso y la apariencia más delgada. Pero el ayuno intermitente no termina ahí. Además, tiene como objetivo aumentar nuestra sensibilidad a la insulina. Nuestro cuerpo produce insulina cuando comemos. Los intervalos de comida frecuentes y cortos, así como el consumo de alimentos con alto índice glucémico, han llevado a muchas personas a desarrollar resistencia a la insulina. Cuanto más alimentos se consumen, más insulina debe producirse. Si una persona no es lo suficientemente sensible a la insulina, nunca se sentirá llena y seguirá comiendo, a pesar de que la insulina no es intrínsecamente mala. El ayuno altera cómo producimos y respondemos a la insulina. Nuestro cuerpo liberará menos insulina como resultado de la menor cantidad de comida consumida. El cuerpo puede almacenar más calorías si es más sensible a la insulina. Cuando se rompe el ayuno y se empieza a comer, el cuerpo utilizará esa energía de inmediato, guardará una pequeña cantidad o la convertirá en glucógeno y la guardará en los músculos para su uso posterior. Muchas personas aumentan de peso debido a la insulina. Las personas con sobrepeso y una variedad de enfermedades son el resultado de esta resistencia a la insulina. Muchas otras grandes ventajas se derivan del ayuno intermitente, que reduce la producción de insulina y las variaciones.

Un Protocolo De 24 Horas Para El Ayuno Intermitente

Si la dieta 16:8 no es lo que busca, considere un ayuno de 24 horas. El método Come-Para-Come o Eat-Stop-Eat es el nombre de esto. Incluye un o dos días de ayuno no consecutivos cada semana.

Introducción al método Come-Para-Come o Eat-Stop-Eat

Brad Pilon, quien escribió un libro sobre esta dieta, fue el creador de este método. Su enfoque se basó en una investigación realizada en Canadá sobre cómo los ayunos a corto plazo afectan la salud metabólica. El método de Pilon se basa en reevaluar todo lo que has aprendido sobre el horario y la frecuencia de las comidas.

La implementación de esta dieta es relativamente sencilla. Simplemente elija uno o dos días de la semana en los que no coma durante 24 horas. Es posible comer de manera regular durante los otros cinco o seis días. Sin embargo, para obtener los mejores resultados, es mejor comer de manera saludable.

Aunque parezca contra la intuición, seguirás comiendo con este ayuno cada día calendario. ¿De qué manera funciona esto?

Imagina que decides ayunar de lunes a martes desde las 9 a.m. El lunes por la mañana, antes de las 9:00 a. m., terminas de comer tu última comida. Puede comer su próxima comida el martes por la mañana después de las 9:00

Debe mantenerse hidratado durante el período de ayuno. Bebe mucho agua y bebidas sin calorías, como té o café sin azúcar y sin leche.

Elegir los días que toma el desayuno

Debes seleccionar los días de ayuno apropiados para ti si deseas probar el método Eat-Stop-Eat (Come-Para-Come). Esto se limitará an una decisión personal. Primero, debes decidir si quieres ayunar un día o dos. Es posible que sea más fácil comenzar con un día de ayuno por semana. Puede aumentar a dos días por semana una vez que se acostumbre. No obstante, no exceda ese número de días.

Debido a que no tienen que concentrarse en el trabajo, a algunas personas les resulta más fácil ayunar los fines de semana. En días de trabajo, algunos prefieren ayunar para tener distracciones que les impidan pensar en la comida. Debes descubrir tus propias preferencias.

Sin embargo, tenga en cuenta que si decide hacer un ayuno de dos días, no puede hacerlo de manera consecutiva. Esto significaría un ayuno prolongado. Es posible que prefiera dividir sus dos días de ayuno en dos días diferentes. Es posible que prefiera dividirlos en solo un día y disfrutar de la comida el resto de la semana. Para encontrar el patrón que funciona para usted, es posible que deba experimentar.

¿Cuál Es El Significado Del Ayuno Intermitente?

¿Cómo funciona el ayuno intermitente?

El ayuno intermitente es una idea muy simple de seguir reglas específicas durante el día de ayuno y comidas que ayudan a traer armonía y balance a su cuerpo. Es una forma muy simple pero poderosa de mantenerse sano y en forma. La pérdida de peso es solo una de las ventajas del ayuno intermitente porque facilita la atención de otros problemas de salud y una forma de vivir más saludable.

¿Qué es el ayuno interrumpido?

El ayuno intermitente es una rutina o un cambio de estilo de vida, no una dieta. Una desventaja de las dietas y otras formas de perder peso es que no son sostenibles a largo plazo; puede seguir una dieta específica durante un período de tiempo, pero esta dieta tendrá un final, incluso si la dieta tuvo algún impacto, y al finalizarla, podría haber un mayor aumento de peso. Según varios estudios, más del 80 % de las personas que siguieron una dieta específica aumentaron de peso después de abandonarla.

Las dietas obligan a que reprima su deseo de comer cantidades específicas de alimentos o incluso eliminar ciertos alimentos por completo, lo que causa mucha tentación y deseo de comer esas cosas, lo que hace que algunos sufran de depresión y estrés durante las dietas. Cuando termina la dieta, experimenta una gran ansiedad por comer todo lo que se le prohibió comer, lo que provoca un atracón de comida y, por lo tanto, un aumento de peso. Las dietas también tienen el problema de causar deficiencia de nutrientes, ya que seguir una dieta no solo limita la cantidad de macronutrientes que consume, sino que también reduce la cantidad de vitaminas y minerales que consume, lo que puede tener una variedad de efectos negativos para su salud.

Este temor no existe con el ayuno intermitente porque solo limita la cantidad o tipo de comida que puede comer, no la cantidad. Siempre será libre de comer cualquier cosa que desee mientras sea saludable; siempre se recomienda comer a conciencia, pero no existe una cantidad máxima. Esto evita cualquier tipo de tentación o antojo de comida en su mente, se siente menos tentado a darse un atracón con comida mientras sepa que puede comer esas cosas cuando quiera, puede mantener este estilo de vida sin problemas y no trae una fecha de término predeterminada.

Puede elegir cualquier protocolo de Ayuno Intermitente que se adapte a su estilo de vida y seguirlo fácilmente; los resultados serán sorprendentes y constantes.

Cómo mantener un régimen de ayuno intermitente

El ayuno intermitente es muy sencillo. Es comer de forma ocasional y debe seguir un protocolo de ayuno específico durante un día. El protocolo de ayuno intermitente más popular es 16:8, en el que los hombres deben mantenerse en ayuno por al menos 16 horas al día y la ventana ideal para las mujeres debería ser de 14 horas. Las mujeres tienen patrones hormonales distintos, por lo que mantenerse en ayunas incluso por 14 horas en un día tiene excelentes resultados.

Por lo tanto, para las mujeres, es mejor seguir una ventana de ayuno de 14 horas y una ventana de alimentación de 10 horas. Para obtener los efectos en la salud deseados, las ventanas de ayuno deben seguirse de manera estricta. En la ventana de ayuno, no debe consumir ningún alimento calórico, incluidas bebidas endulzadas, batidos o bebidas alcoholicas.

Sin embargo, si comienza a sentir hambre, tomar un vaso de agua de lima fresca con una pizca de sal también ayudará an aguantar el hambre. Puede tomar té negro o café sin azúcar. Estas bebidas también ayudan con los dolores de cabeza leves que pueden surgir al principio debido al ayuno prolongado. Si aparecen dolores de cabeza leves, no debe preocuparse porque desaparecerán tan pronto como su cuerpo se acostumbre a la rutina de ayuno.

Las ventanas de ayuno le dan tiempo para recargarse de energía, así que puede comer lo que quiera, pero se recomienda siempre comer con moderación, especialmente si quiere perder peso. No obstante, incluso si comiera un poco más, esto no tendría un mayor efecto en su capacidad para perder peso.

Una de las cosas que debe tener en cuenta es el consumo de azúcar refinada, ya que solo proporciona calorías vacías a su cuerpo. Esto causa un aumento no natural en sus niveles de insulina, que es la principal causa de todos sus problemas. Por lo tanto, si puede controlar su ingesta de azúcar, será muy beneficioso para reducir su peso y mejorar su salud en general.

La mejor parte del ayuno intermitente es que las reglas son muy simples. Si sigue su ventana de ayuno religiosamente, perderá peso an un ritmo constante. Incluso si no puede hacer ejercicio de manera regular o seguir un patrón de comida específico, perderá peso an un ritmo constante.

La gente generalmente tiene muchas excusas para perder peso, como que no tienen tiempo o que viajan mucho. Estas personas son ideales para el ayuno intermitente porque no requiere mucho esfuerzo. Incluso si viaja mucho y no tiene tiempo para asistir an un gimnasio de manera regular, no hay razón para preocuparse porque perderá peso. El ayuno intermitente le ayudará a procesar mejor la comida y todavía podrá perder peso si siempre está ocupada y no puede evitar comer fuera.

Las mujeres tienen muchas responsabilidades sobre sus hombros, y lograr un equilibrio entre la vida laboral, el cuidado de los hijos, el cuidado del hogar y el cuidado personal puede tomar mucho tiempo. A veces, también puede ser difícil encontrar tiempo para hacer ejercicio. En estas situaciones, el ayuno intermitente es muy útil porque no requiere mucho esfuerzo además de mantenerse en un estado de ayuno.

El siguiente capítulo explicará la ciencia básica del ayuno intermitente y cómo funciona para ayudarlo a perder peso y mantenerse saludable.

3. Problemas y amenazas para la salud femenina

Aquí está la parte desafiante. Las mujeres son naturalmente sensibles a los signos de hambre, por lo que el ayuno intermitente es una bestia completamente diferente para ellas, a pesar de que puede tener beneficios.

El cuerpo de una mujer aumentará la producción de las hormonas del hambre, la grelina y la leptina, que indican al cuerpo que tiene hambre y necesita comer. Además, tu cuerpo cerrará el sistema que te permitiría crear otro humano si no hay suficientes alimentos para que sobrevivas. Esta es la forma natural del cuerpo de evitar un embarazo potencial, incluso si no está embarazada o está tratando de concebir.

Tu cuerpo no sabe que te estás imponiendo una hambruna, pero no es intencional. Omite este mecanismo de protección porque no sabe la diferencia entre la verdadera inanición y el ayuno intermitente.

Quizás te preguntes: ¿qué problema hay si me pierdo algunos períodos? De todas formas, no planeo tener descendencia en un futuro cercano.

Aquí está el problema: el metabolismo y el sistema reproductor femenino están muy conectados. Si no tiene reglas, es probable que muchas hormonas hayan cambiado, no solo las que ayudan a quedar embarazada.

Las mujeres generalmente consumen menos proteínas que los hombres. Las mujeres que están en ayunas seguramente consumirán menos. Se necesitan menos aminoácidos para consumir menos proteína. El hígado necesita aminoácidos para activar los receptores de estrógenos y sintetizar el factor de crecimiento similar a la insulina, también conocido como IGF-1. El IGF-1 aumenta la espesura de la pared uterina y la progresión del ciclo reproductivo. Por lo tanto, las dietas bajas en proteínas pueden tener un impacto negativo en la fertilidad.

El estrógeno no solo ayuda a la reproducción.

Los receptores de estrógenos se encuentran en todo nuestro cuerpo, incluso en los huesos, el tracto gastrointestinal y el cerebro. Cambia el equilibrio de estrógenos y todas las funciones metabólicas, incluida la cognición, los estados de ánimo, la digestión, la recuperación, la renovación de proteínas y la formación ósea. El estrógeno actúa de varias maneras para equilibrar el apetito y la energía.

Primero, los estrógenos alteran los péptidos que dan la sensación de llenura (colecistoquinina) o hambre (grelina) en el tronco encefálico.

Los estrógenos también estimulan las neuronas en el hipotálamo que detienen la producción de péptidos que regulan el apetito. Podría sentirse mucho más hambrienta y comer mucho más de lo que lo haría en circunstancias normales si hace algo que haga que sus estrógenos disminuyan.

Por lo tanto, los estrógenos son reguladores metabólicos importantes.

Sí, plural de estrógenos. Debido al hecho de que las concentraciones de los metabolitos estrogénicos, que incluyen estriol, estradiol y estrona, varían con el tiempo. El estradiol juega un papel importante antes de la menopausia. Después de la menopausia, disminuye, mientras que la estrona permanece prácticamente inalterada.

La función precisa de cada uno de estos estrógenos sigue siendo incierta. Sin embargo, hay algunos que creen que la disminución del estradiol puede provocar un aumento del almacenamiento de grasa. ¿Qué razón hay? Debido a que el estradiol se produce a partir de grasa.

Esto puede explicar en parte por qué perder grasa después de la menopausia es más difícil para algunas mujeres. Incluso si no está enfocada en tener bebés, puede ser una razón para preocuparse por su salud reproductiva.

Pero ¿por qué?

No es justo, lo entiendo.

Los hombres caminan por ahí con apariencia marcada, mientras que tú te esfuerzas por tener abdominales. Quizás, desde un punto de vista evolutivo, si eres mujer, no deberías esforzarte tanto por tener un estómago como una tabla de lavar.

Las dietas que reducen la cantidad de calorías pueden disminuir la fertilidad en las mujeres. Cualquier amenaza a la energía y la fertilidad es exquisitamente sintonizada por los cuerpos femeninos.

Esto tiene un buen sentido evolutivo cuando lo consideras. En el mundo de los mamíferos, las hembras humanas son completamente únicas. Comprenda esto: casi todos los demás mamíferos tienen la capacidad de interrumpir o detener un embarazo cuando lo requieren. Desde que aprendiste biología en la escuela secundaria, sabes que las mujeres humanas no pueden hacerlo.

La placenta rompe los vasos sanguíneos maternos en los humanos y el feto tiene el control total. El bebé puede evitar que la insulina actúe y acumular glucosa por su cuenta. El feto incluso puede dilatar los vasos sanguíneos de la madre para obtener más nutrientes.

Ese bebé está decidido a sobrevivir, independientemente del costo para la madre. Lo que se conoce como "conflicto materno-fetal" es un fenómeno que los científicos comparan con la relación virus-huésped.

Una mujer embarazada no puede hablar dulcemente con su feto para que deje de crecer. El resultado es que la fertilidad puede ser fatal en el momento equivocado, como durante una hambruna.

La sensibilidad de la vía reproductiva a diversas señales metabólicas no es sorprendente.

De acuerdo, la cantidad, la frecuencia y el tipo de alimentos que comemos son particularmente importantes para el equilibrio hormonal de las mujeres. Pero, ¿cómo "saben" nuestros cuerpos cuando no tenemos suficiente comida?

Hace mucho tiempo, los científicos creían que el sistema reproductivo de una mujer estaba controlado por su porcentaje de grasa corporal. La idea era que si su reserva de grasa cayera por debajo de un cierto porcentaje (probablemente alrededor del 11 por ciento), las hormonas se deteriorarían y su período se detendría.

Sin riesgo de embarazo.

Esto tiene un gran sentido. Perderá grasa corporal con el tiempo si no consume mucho.

Sin embargo, la situación es mucho más compleja que eso. Después de todo, la disponibilidad de alimentos puede variar rápidamente. Y, como probablemente sepas si alguna vez ha intentado perder peso, la grasa corporal con frecuencia tarda mucho en disminuir, incluso si está comiendo menos calorías. Mientras tanto, las mujeres que no son particularmente delgadas también pueden dejar de ovular y perder sus períodos.

Los científicos creen que el equilibrio energético general es más crucial para este proceso que la cantidad de grasa corporal en sí.

Balance energético y estressores

El efecto dominó hormonal del que hemos estado hablando puede ser el resultado de un balance energético negativo en las mujeres. Y no solo la cantidad de alimentos que consumes. El balance energético negativo puede ser causado por:

poca comida

Nutrición deficiente

Un exceso de actividad física

excesivo estrés

enfermedades, infecciones e inflamaciones persistentes

Muy poco tiempo de descanso y recuperación

Incluso podemos utilizar las reservas de energía tratando de mantenernos calientes. Para ponerte en un balance energético negativo y detener la ovulación, cualquier combinación de estos factores estresantes podría ser suficiente: entrenar para una maratón, amamantar, una gripe, demasiados días seguidos en el gimnasio, no consumir suficientes nutrientes e incluso no poder pagar la hipoteca.

¿Estás pensando que mencionó el pago de la hipoteca?

De acuerdo. El estrés emocional puede afectar negativamente nuestro equilibrio hormonal. Nuestros cuerpos no pueden distinguir entre una amenaza real y algo inventado por nuestros pensamientos y sentimientos. (Por ejemplo, preocuparse por cómo obtendrá abdominales).

El cortisol, una hormona del estrés, inhibe a la amiga GnRH y suprime la producción de estrógenos y progesterona en los ovarios.

Mientras tanto, durante el estrés, la progesterona se convierte en cortisol, lo que significa menos progesterona. La dominación del estrógeno en el eje HPG resulta de esto. Más dificultades

Podría haber alrededor del treinta por ciento de grasa. Sin embargo, la reproducción se detiene si tu balance de energía es negativo durante un período suficientemente largo, especialmente si estás en una situación de estrés.

Es posible que se plantee la pregunta de si es posible para una mujer realizar el ayuno intermitente, a pesar de todos estos inconvenientes. La respuesta es sí si elige un enfoque más relajado.

El ayuno intermitente, cuando se realiza dentro de un período de tiempo más breve, aún puede ayudarlo an alcanzar sus objetivos de pérdida de peso y proporcionar los otros beneficios mencionados anteriormente, sin afectar sus hormonas.

Primero debe examinar su nivel actual de estrés. Estas prácticas afectan su cuerpo de manera positiva y saludable si maneja bien su estrés.

Sin embargo, como vimos anteriormente, si está demasiado estresado, es posible que su cuerpo no pueda manejar ningún otro factor estresante. En este caso, agregar un ayuno, que es "un estresante hermético", puede causar varios de estos cambios hormonales negativos en lugar de los beneficios para la salud previstos.

Cómo Hacer Un Ayuno Intermitente Saludable Y Seguro

El ayuno intermitente puede mejorar la salud, reducir el riesgo de enfermedades graves y aumentar la longevidad. Tal vez esté interesado en intentarlo y quiera hacerlo, pero no está seguro de cómo comenzar.

Quizás haya intentado hacerlo una o dos veces y haya encontrado que era demasiado difícil.

Estos son algunos consejos y métodos para hacer ayuno intermitente de manera segura y exitosa. Antes de comenzar un ayuno, lea las contraindicaciones al final de este artículo.

Se puede hacer un ayuno intermitente de tres maneras principales:

a) solo comer desde las 6 de la tarde hasta la hora de acostarse todos los días, b) un ayuno de 24 horas en días alternos, o c) uno o dos ayunos de 36 horas cada semana.

Vale la pena probar cada una de las tres estrategias para determinar cuál se adapta mejor a su estilo de vida y cómo afecta su salud y bienestar. Las instrucciones que le he proporcionado a continuación se refieren principalmente al ayuno de 36 horas, pero la mayoría también funcionan para el ayuno de 24 horas.

Debido a que puede experimentar algunas reacciones de desintoxicación, elija un día que no sea demasiado exigente o agitado. Si es necesario, tenga la opción de relajarse.

Si dedica tiempo a concentrarse, mantener la mente, meditar, contemplar y escuchar tu guía interior, sacarás más provecho de la experiencia.

Antes de comenzar, obtenga el apoyo de las personas que te rodean. Es fantástico ayunar con tu pareja para que puedan motivarse y compartir experiencias.

Coma una ensalada grande o verduras al vapor con un poco de proteína magra la noche anterior. No tiene sentido comer la noche anterior porque te hará sentir aún más hambriento mientras ayunas. El alcohol también debe evitarse.

Manténgase hidratado durante el ayuno porque su cuerpo necesita líquidos. Los tés de hierbas, los jugos vegetales y el agua son excelentes opciones. Tener dos litros de líquido al día. Evite el alcohol, el café, el té, las bebidas gaseosas y los jugos de frutas.

Dado que el jugo de vegetales tiene un efecto alcalinizante y proporciona electrolitos esenciales, tomará uno o dos vasos. Esto mejorará su salud. Experimente exprimir jugo de berros, apio, pepino, achicoria y hinojo.

Evite las remolachas y las zanahorias porque tienen mucho azúcar.

No intentes resistir el hambre, ya que es muy probable que lo hagas. Simplemente esté con la sensación sin juzgarla, en lugar de resistirla. Sin embargo, lea la directriz 10 a continuación.

Realizar ejercicios ligeros como caminar, estirarse y hacer yoga suave. Este no es el momento para hacer ejercicios demasiado intensos en el gimnasio.

Incluya ejercicios respiratorios como el pranayama yóguico. La práctica de unos minutos tiene efectos sorprendentes, como una mejora de la salud y un aumento de la energía.

Espere algunos síntomas de recuperación, como dolores de cabeza, confusión o nerviosismo. Si generalmente consume mucha cafeína y azúcar, estos empeoran.

Para reducir estos efectos secundarios, no tome medicamentos de venta libre. Por otro lado, haga ejercicios de respiración, descanse y salga a caminar.

Escuche a su cuerpo y coma algo si se siente mal o se pone demasiado. Lo sabe mejor tu cuerpo.

A la mañana siguiente, rompa suavemente el ayuno. Cuando se levante, tome agua o té de hierbas y una fruta, luego 30 minutos después tome su desayuno habitual.

Coma lo mismo que normalmente durante el resto del día, y probablemente no sentirá la necesidad de comer demasiado.

Disfruta del cambio en tu estado de ánimo durante y después del ayuno. Observa cómo su energía, emociones y estado mental cambian. La comida es mucho más agradable el día después del ayuno porque sus sentidos se agudizan.

Reconoce que puede tomar algunos esfuerzos acostumbrarse an este comportamiento.

Después de algunas semanas, su cuerpo se acostumbrará y, a medida que disminuyen las molestias, los beneficios aumentarán.

Contraindicaciones

Si está embarazada, tiene diabetes, tiene una enfermedad grave o toma algún medicamento recetado, no haga un ayuno intermitente. Es mejor hablar con su médico en caso de duda.

LA REACCIÓN NATURAL

Más de 200 personas, tanto pacientes del Centro Médico como voluntarios sanos, fueron objeto de dos estudios en el Instituto mencionado anteriormente que examinaron los efectos del ayuno.

Algunos de los participantes debían ayunar durante una noche, bebiendo solo agua, y luego comer una dieta típica durante las 24 horas siguientes.

Durante la investigación, se realizó un registro de voluntarios que incluía mediciones físicas y análisis de sangre para evaluar factores de riesgo cardiaco, riesgo metabólico y otros factores de salud general.

Los hallazgos mostraron que el cuerpo experimenta una variedad de reacciones durante el período de ayuno.

Los niveles de colesterol bueno y malo aumentaron, lo que sorprendió a los investigadores.

El investigador afirma que esto es crucial porque la probabilidad de desarrollar diabetes o resistencia a la insulina disminuye con la cantidad de adipocitos en el cuerpo.

A través de las investigaciones del doctor Horne, menciona que la prohibición del tabaco se utiliza con frecuencia entre los mormones como una garantía de su salud. Sin embargo, el científico tomó la decisión de investigar si el ayuno mensual de 24 horas que realizan los mormones podría estar contribuyendo an esas ventajas cardiovasculares.

Un estudio de 2007 encontró que aproximadamente el 90% de los asistentes eran mormones y examinó una variedad de factores, incluida la enseñanza religiosa de los mormones.

Además de la prohibición de consumir tabaco, alcohol y cafeína, se consideró un día de descanso semanal, la asistencia a ceremonias religiosas y la donación an organizaciones de caridad, todos los cuales están considerados como factores que pueden tener un impacto en el sistema cardiovascular.

El estudio mencionado anteriormente encontró que, aunque la mayoría de los participantes eran mormones, el ayuno intermitente tenía beneficios generales, incluso para aquellos que practicaban otras religiones. Por lo tanto, aunque la religión influya de cierta o de mayor manera, esto no determina la funcionalidad del ayuno.

medidas de cuidado que deben tomarse

La confirmación de un nuevo grupo de pacientes de que el ayuno está relacionado con un menor riesgo de estas enfermedades tan comunes plantea nuevas preguntas sobre si el ayuno en sí mismo puede reducir el riesgo o simplemente refleja un estilo de vida más saludable.

A pesar de que estos hallazgos son asombrosos, no deben tomarse como una señal para que las personas comiencen an ayunar con frecuencia.

Por lo tanto, es necesario realizar más estudios para confirmar los efectos del ayuno en la salud cardiovascular y en general.

Además de la importancia de mantener una dieta saludable y equilibrada mientras no se ayuna.

Por lo tanto, concluimos que la forma más efectiva de disminuir el riesgo de enfermedades cardiovasculares es realizar ejercicio, comer una dieta saludable, disminuir el consumo de alcohol y abstenerse del tabaco.

Los beneficios adicionales del ayuno continuo incluyen:

Los beneficios del ayuno intermitente incluyen los siguientes:

La sensibilidad a la leptina y la insulina se estabiliza.

aumenta el proceso de quema de grasa.

Desarrolla músculo.

Controla los niveles de grelina, que es la hormona del hambre, y glucosa.

Eleva la producción de hormona del crecimiento: según estudios, aumenta en 1300% en mujeres y en 2000% en hombres, lo que ayuda a la creación de músculo y la quema de grasa.

aumenta el HDL, el colesterol LDL y los niveles de triglicéridos.

Disminuye el estrés oxidativo, lo que significa que menos radicales libres se acumulan en las células.

reducir la presión arterial.

Aumenta la protección contra enfermedades neurodegenerativas porque las cetonas son un producto de la quema de grasa y son el combustible preferido de tu cerebro.

Ayuda a usar mejor los alimentos.

¿Cuáles son las variedades más utilizadas del ayuno intermitente?

más común

La opción más popular es ayunar durante 16 horas.

Esta versión tiene tres variaciones: - 16/8 Ayuno de 16 horas y alimentación de 8 horas.

El 18 de junio se llevará a cabo un ayuno de 16 horas y una comida de 8 horas.

El día 20/4 se llevará a cabo un ayuno de 16 horas y una comida de 8 horas.

OTRA EDICIÓN

Incluye un período de 24 horas de ayuno seguido de un período de 24 horas de alimentación (normal), que se lleva a cabo dos o tres veces por semana.

VERIFICACIÓN 5:2 o 4:3.

En esta versión, hay una restricción calórica de dos días a la semana y cinco días de alimentación normal.

o una restricción de calor de tres días a la semana y una dieta normal de cuatro o cinco días.

mencionando que se consumen entre 400 y 600 kcal durante los períodos de ayuno.

ALIMENTACIÓN LIMITADA

Consiste en comer alimentos en ciertos momentos u horas del día, esto puede variar según la preferencia del paciente, como comer durante 6-8 horas del día, por ejemplo, comer a las 12 de la noche, a las 4 de la mañana y a las 8 de la noche en lugar de comer las mismas calorías a las 8 de la mañana y a las 8 de la noche. Los resultados son una mejor pérdida de grasa en un lapso de 8 semanas.

¿Quiénes se presentan como candidatos?

Consideramos candidatos an aquellos que desean perder peso y mantener una buena salud. así como personas que tienen mucho trabajo y poco tiempo para comer.

¿Cuáles son las consecuencias negativas?

Esto podría aumentar tus antojos o ansiedad y ponerte en riesgo de comer aún más si tienes ansiedad o compulsión a la comida.

Podría ser difícil seguir este plan de alimentación si estás muy ocupado o tienes malos hábitos de descanso.

Si el objetivo es aumentar la masa muscular,

Diabetes.

Embarazo.

Lactancia.

Es crucial monitorear constantemente su presión baja.

Niños.

Esto puede ser un régimen difícil de llevar a cabo, lo que es otra contraindicación.

Alimentación preferida

Proteínas: carne, pollo, pescado, salmón, atún y queso de pavo.

Toda la vegetación está incluida.

Grasas: como las almendras, las nueces indias y los pistachos.

Todas las frutas, pero es importante tener cuidado con la cantidad.

Cereales: Todos monitorean las raciones y la calidad del día.

Es importante mencionar que al abstenerse de cereales y frutas, se puede lograr la mayor pérdida de peso, especialmente de grasa.

¿Qué alimentos debemos evitar?

Refresco.

Alcohol.

Postres dulces.

Alimentos con una alta cantidad de calorías.

Carbohidratos.

Los azúcares simples

Evite consumir demasiados edulcorantes, como Stevia Splenda, ya que pueden causar ansiedad y hambre.

Algunos consejos adicionales:

usar substitutos alimenticios como barras y polvo de proteína.

Consumo de suplementos vitamínicos

Cuando se trata de cuidar la calidad de la alimentación, es crucial aclarar que no se puede comer de todo de manera indiscriminada.

El plazo recomendado es de doce semanas.

Es posible que sea difícil adaptarse.

SUGERENCIAS PARA EL AYUNO INTERMITENTE

¿Cuál es la definición de ayuno intermitente?

Es una técnica de alimentación que funciona como un reset que optimiza y depura todo nuestro organismo, ayudando a quemar la mayor cantidad de grasas y reduciendo esas terribles ganas de comer.

El ayuno intermitente tiene muchas ventajas si se aprende a hacerlo y se incorpora a la vida diaria.

Mi Experiencia Personal Con El Ayuno Durante Muchos Años

Aquí es donde quiero compartir mi experiencia personal con el ayuno durante muchos años. La gente ayuna por varios motivos, incluida la religión, la cultura, la salud, la recuperación, etc. Siempre ha sido por mi bienestar y purificación interna.

La primera vez que experimenté el ayuno fue hace diez años.... En ese momento, vivía en Madrid durante ocho años y trabajaba muchas horas por la noche como parte de mi estilo de vida. Salía de fiesta después de trabajar porque era joven y llena de energía. pero empecé a sentir que mi cuerpo me estaba enviando señales de SOS. Empecé an investigar y encontré un libro sobre el ayuno para limpiar el hígado, el colon y los cálculos biliares. En ese libro se trataba del reloj natural del cuerpo humano, las formas en que las personas que trabajan de noche lo invierten y los efectos perjudiciales que esto tiene en la salud. Más adelante describió un programa que tenía que seguir muy estrictamente, incluido un mínimo de 7 días sin comer nada. Un desayuno... El programa recomendaba 21 días de ayuno para una persona avanzada en el ayuno.

"¿Cómo me las arreglaré para vivir sin comer durante 7 días?" fue mi primer pensamiento. La segunda pregunta fue: "¿Qué debo hacer para no comer durante 7 días?" Leí el libro entero y quedé intrigado por los resultados que uno podría obtener si decide dar este importante paso hacia la limpieza del cuerpo y estar más saludable. Entonces tomé la decisión de comprometerme.

Primero tomé una semana de vacaciones. Necesitaba permanecer en casa sola (con mi pareja en aquel entonces) y alejarme de todas las comidas, bebidas y distracciones de la vida en Madrid.

En segundo lugar, le pedí a mi pareja que me ayudara con todo lo que pudiera en mi proceso y que tenga en cuenta que estaré en ayunas mientras él coma en casa.

Compré todo lo que necesitaba: sirope de arce, guindillas rojas, limón, seis botellas grandes de agua y comencé mi primer ayuno.

Fue difícil.... El primer día experimenté una sensación de hambre extrema... Cada vez que sentía el aroma de la comida que mi novio estaba cocinando, mi mente se volvía loca. Sin embargo, estaba tomando mi bebida especial preparada y estaba decidida a dejar de beber esto durante los próximos 7 días. Decidí hacer yoga el segundo día para dejar de pensar en la comida. Me ayudó mucho.... Cada vez que tenía la intención de abandonar, ponía mi esterilla de yoga y hacía estiramientos durante cinco o diez minutos, lo que me permitía sentirme bien con mi cuerpo y tranquilizar mi mente.

El tercer día ocurrió algo mágico: la sed de alimento desapareció. ¿¿Qué?? ¿Cómo? No podía creer eso. Ayudé a mi novio a preparar su almuerzo ese día. Me sentaba en la mesa del comedor con él y nuestros invitados para el almuerzo o la cena, bebiendo mi bebida especial y disfrutando del olor de lo que comían.

¿No es increíble? Pero es verdad.
Después de 24 horas de ayuno, nuestro
cuerpo comienza a liberar Cetonas, que
suprimen el hambre, como explicamos
en el capítulo 2 de este libro. Y sin duda
lo hicieron por mí también.

Completé mi programa y completé los
pasos adicionales requeridos, y los
resultados fueron sorprendentes: mi
cuerpo eliminó 54 cálculos biliares. Sí,
los conté y tomé fotos. Me siento muy
orgulloso de mí mismo. En ese momento
comprendí que el ayuno sería una parte
permanente de mi vida.

A lo largo de los años, he estado
practicándolo por mí mismo en casa o a
través de ayunos especiales en clínicas
ayurvédicas en Tailandia y España.

En una clínica especializada en la isla de Koh Samui, Tailandia, llevé a cabo un ayuno de 21 días sin alimentos hace ocho años. Ese programa fue muy desafiante... pero mi querida amiga Anne-Monique, con la que hicimos este programa, me brindó apoyo y nos tomamos de la mano a través de un proceso que cambió mi vida. El retiro también incluía sauna, yoga, masajes diarios, ingestas especiales de hierbas y fibras programadas por hora, dos limpiezas de enema (de 20 litros) al día y un masaje especial para el vientre: Chi Nei Tsang.

¡Este fue un reinicio del cuerpo completo! Limpiamos todos los órganos de nuestro cuerpo. Mis sentidos se volvieron tan agudos cuando reemplazamos las células viejas por otras nuevas. Mi calidad de vista mejoró. Mi cabello comenzó a crecer una gran cantidad de nuevos cabellos, lo que lo hizo más brillante y hermoso. Nunca había sentido mi piel tan suave. ¡Valió la pena el "sufrimiento"! No lo he repetido de nuevo. Pero, hasta que descubrí el ayuno intermitente, continué ayunando de 7 an 11 días durante los siguientes años.

He estado practicando varios métodos de AI durante los últimos años antes de decidir el que mejor se adapte a mis necesidades, horario y necesidades. Estos son los 16/8 y la dieta del Guerrero. Cada vez que vuelvo a empezar, primero hago el 16 de agosto durante unos días y luego paso al siguiente nivel, que llamo el 18 de junio. Durante 18 horas, solo tomo agua y té de hierbas, y durante 6 horas, solo tomo una comida y el resto son zumos naturales recién exprimidos. Y lo combino con yoga y ejercicios de estiramiento, como dice el título del libro.

Me he liberado de la hinchazón, los hábitos poco saludables, tengo más energía, vivo más conscientemente y me siento mucho mejor en mi cuerpo durante estos tiempos. Naturalmente, hago mi comida (comidas) con alimentos saludables y a veces también disfruto de algún postre delicioso. Sin embargo, tengo días de trampa que disfruto mucho.

En conclusión, quiero decir que mi salud es excelente. Mi sistema inmunológico es muy fuerte, como lo demostré durante las dificultades de COVID-19. A pesar de que ya tengo 44 años, mi sistema reproductivo todavía está en su mejor momento. Mi piel facial parece tener 34 años. Estoy lleno de vitalidad. Y más aún, me amo y estoy muy orgulloso de lo que hago para mi bienestar.

Después de todo, me gustaría ofrecerte mi programa de AI Paso a Paso, que te ayudará a perder peso, ponerte en forma, sentirte mejor contigo mismo y mejorar tu salud. ¡Y todo eso con facilidad y sin esfuerzo!

¿Cuál Es La Definición De Ayuno Intermitente?

¿Has escuchado sobre el ayuno intermitente y todo lo que puede ayudarte a mejorar tu vida? El ayuno intermitente, como su nombre indica, no es una dieta en sí misma; en cambio, es una forma de alimentarse en ciclos, es decir, comes en ciertos momentos y ayunas en otros. Te programas para que comas a horas específicas, asegurándose de que las etapas de alimentación sean con comida saludable.

Lea a continuación para obtener más información sobre el ayuno intermitente, su historia, mitos y aspectos fundamentales.

La historia y el desarrollo del ayuno intermitente.

En la actualidad, el ayuno intermitente ha ganado popularidad y ha surgido una gran cantidad de libros, programas, artículos e información sobre el tema. Pero en realidad, el ayuno es tradicional, no el intermitente con la formalidad de ahora.

El ayuno ha existido a lo largo de los siglos por varias razones básicas, incluida la iluminación espiritual, la autodisciplina y otras motivaciones religiosas. Además, se lleva a cabo el período de ayuno con el fin de alcanzar objetivos políticos. De acuerdo con los expertos, se considera que el hombre antiguo lo practicaba antes de realizar las importantes ceremonias de fertilidad. Los nativos americanos de Perú y México llevaban a cabo ayunos para honrar a las deidades y calmar su ira, mientras que para los asirios y los babilonios era una forma de hacer penitencia, una práctica que sigue siendo practicada en muchas religiones.

En la antigua Grecia, los destacados pensadores, médicos y filósofos descubrieron que el ayuno tenía beneficios terapéuticos. Platon, Sócrates, Aristóteles, Galeno, Hipócrates y muchos otros elogiaron los beneficios del ayuno. Antes de los exámenes y clases, los estudiantes de Pitágoras ayunaban.

En el pasado, los médicos utilizaban artes curativas para revitalizar y rejuvenecer el cuerpo y la mente. Lo usaban los egipcios como tratamiento para la sífilis. Los persas solían comer una vez al día y no consumían carne, mientras que los espartanos preparaban a sus hijos con ayunos para que se endurecieran. El ayuno se practicaba por los soldados romanos una vez a la semana.

Aún se empleaba en la Edad Media y una de las principales figuras de la época, Paracelso, afirmó que el ayuno era uno de los mejores remedios y es considerado el médico interior. El tratado "Cómo curar enfermedades mediante la moderación y el ayuno", escrito por Friedich Hoffman, explica las virtudes de la meditación y el ayuno para sanar el alma.

En el siglo XVIII, Bernardo de Malta, un médico y sacerdote, se sometió an ayunos prolongados de treinta días que combinó con técnicas naturistas como la oxigenación, la luz solar y la abstención de comer carne.

Al comienzo del siglo XIX, el ayuno terapéutico se hizo más común y los médicos se desanimaban cada vez más por esta estrategia de dieta. En Alemania se utilizó para depuraciones sistémicas y para una variedad de enfermedades. En Norteamérica, se dice que un médico pudo curar el tifus con un ayuno de 35 días.

En el siglo XX, en 1927, el químico y médico suizo Claude Louis Berthollet escribió un importante estudio sobre el ayuno, casi al mismo tiempo que Shelton lo hacía en Estados Unidos. Con palabras más palabras menos, llegamos a la conclusión de que el ayuno era una forma de vida natural, un comportamiento humano que ayudaba a perder peso, limpiar el cuerpo, el organismo y eliminar cualquier contaminación.

Como puede ver, los ayunos son una práctica que se ha usado a lo largo de la historia. La evolución del siglo XX lo llevó a lo que es hoy en día, con todas sus variables, incluyendo la que analizamos ahora: el intermitente.

Mantenerse sin comer durante algunas horas ayuda an un reposo digestivo y podemos tener una mejor percepción de cuando se come por hábito o por hambre real.

Los fundamentos del ayuno intermitente

Ya debes entender el concepto de ayuno intermitente; en pocas palabras, es permitir que el cuerpo no consuma alimentos durante algunas horas al día, con el objetivo de extender la duración del período que va desde la cena hasta el desayuno. Este tiempo debería ser de alrededor de doce horas al día para un ayuno intermitente. Por ejemplo, si come a las nueve de la noche, no debe comer nada hasta las nueve de la mañana del siguiente día. Ya con la práctica el tiempo puede alargarse hasta catorce o dieciséis horas, por lo menos durante algunos días de la semana.

Puedes relajar tu cuerpo para que pueda activar una serie de mecanismos que lo ayudarán a rejuvenecerse y ajustarse a su naturaleza original. Esto deja como resultado que el metabolismo comience a acelerarse y permite que el cuerpo se vaya deshaciendo de todo lo que le sobra y comienza a regular los triglicéridos, reducir el estrés oxidativo y mejorar la salud del corazón.

¿Es adecuado para todos el ayuno intermitente?

Así como con cualquier régimen alimenticio, lo mejor es consultar al médico antes de comenzarlo, especialmente cuando se está llevando un ritmo de medicación o sí se es diabético, se sufre de tensión baja o poca masa corporal. En todos estos casos el ayuno intermitente no es recomendado, hacerlo podría traerte problemas de salud.

No te asustes, el ayuno intermitente no es peligroso porque no es prolongado, los riesgos realmente son mínimos. No es que vayas a pasar hambre por muchísimo tiempo, sino que dejas que el cuerpo descanse y queme el excedente.

Es probable que comas cada cuatro horas, pero eso es muy reciente. El consumo constante de aperitivos y chucherías no es beneficioso para nuestra salud, especialmente cuando evitamos abusar de la comida. Si comes entre horas, lo mejor es elegir alimentos saludables como frutos secos.

La dieta intermitente ha evolucionado hasta llegar a lo que conocemos hoy en día, que es un ayuno seco de 12, 14, 16 y hasta 24 horas, pero el más común es el 16/8, que es 16 horas de ayuno por 8 horas de alimentación. La alimentación durante estos periodos debe ser saludable y equilibrada, no es necesario vaciar la nevera durante esas ocho horas.

Características del ayuno intermitente

Existe una serie de mitos acerca de las dietas o planes de alimentación. Te mostraré los que son más comunes, los que las personas suelen usar con más frecuencia y cuán ciertos o falsos son.

Antes, la dieta intermitente no tenía muchas bases científicas, sino que se basaba en los modelos animales, la experiencia práctica y la lógica evolutiva. Los antepasados nuestros hacían seis comidas.

Después de varios años, la evidencia a favor del ayuno es más sólida, ya se han realizado estudios de alta calidad en humanos, incluso se han realizado revisiones sistemáticas, la cima de la jerarquía científica y revisiones más recientes.

Examinemos estas creencias sobre el ayuno intermitente:

El primer mito es que el metabolismo tarda en funcionar.

Esta idea de que el metabolismo se pone lento se deriva de un estudio realizado en ratones, aunque hay dos puntos a tener en cuenta en este mito:

El ayuno de un día para un ratón equivale an una semana para nosotros los humanos, mientras que el ayuno de un ratón dura al menos tres años.

En cambio, los humanos somos los mamíferos con mayor porcentaje de grasa, mientras que los ratones tienen una cantidad reducida de grasa y son más susceptibles a los déficits calóricos.

Según estudios, el mito se desvanece porque más bien con este tipo de ayuno ponemos el metabolismo un poco más rápido. La orexina y la noradrenalina se liberan. Es la motivación que tenemos para salir a cazar, es parte de nuestra evolución.

Es cierto que un ayuno prolongado retrasa el metabolismo, lo cual es normal, ya que la leptina tarda varios días en disminuir para que el hipotálamo reaccione y regule el gasto de energía.

Una dieta baja en calorías que se mantiene durante un período prolongado de tiempo causa un metabolismo lento.

Para aquellos que rechazan el ayuno intermitente, se recomienda una dieta baja en calorías. ¡Qué interesante!

La segunda mito es que ayunar te hace quemar más músculo.

Se dice que al hacer un ayuno, el cuerpo apela a los músculos para mantener la energía. Cuando el cuerpo ha consumido todos los aminoácidos que tiene en sangre y el glucógeno que tiene almacenado, apela a las reservas de proteínas que tiene. En parte, es cierto que se absorben en los músculos y se convierten en glucosa, pero esto no ocurre durante las primeras 24 horas de un ayuno.

Según un estudio, el ayuno intermitente retiene más masa muscular que la dieta hipocalórica.

Otro estudio sobre el ayuno intermitente en adultos obesos encontró que ayuda a perder peso e incluso an aumentar la masa muscular.

El tercer mito es que su nivel de azúcar es bajo.

Los que se oponen an este tipo de ayuno también afirman que se pueden experimentar bajones de azúcar. Cuando comes, el cuerpo produce insulina para almacenar la glucosa en exceso. Para liberar la glucosa almacenada, empiezas a producir glucagón al ayunar.

No es necesario comer con frecuencia para controlar la glucosa; puedes dedicarte an actividades más productivas y, además, las personas resistentes a la insulina recuperan su sensibilidad más rápidamente que con la restricción tradicional de calorías.

En un estudio, un plan de dos comidas principales al día fue mejor para las personas con diabetes tipo II que seis comidas pequeñas. Se sabe también que el ayuno intermitente combate los trastornos metabólicos.

La única excepción podría ser las personas con hipoglucemia, que tienen más probabilidades de experimentar bajones de azúcar.

El cuarto mito es que no rendirás en el ejercicio.

Si es tu primera vez que haces ejercicio y ayunas intermitentemente, podrías sentir el impacto, pero es solo una costumbre. Es como el ejercicio: lo que haces ahora no es lo mismo que haces antes, ya tienes más resistencia. El tipo de deporte que hagas tiene un impacto en el ayuno.

Pasar 30 minutos caminando por la zona no es lo mismo que hacer 50 minutos de ejercicio en una clase aeróbica.

Aunque numerosos estudios han demostrado que el ayuno no tiene un impacto en el rendimiento deportivo. El entrenamiento con bajo glucógeno ayuda a que se produzcan adaptaciones que no se producirían si se entrenara con reservas llenas.

Según otro estudio, los deportistas de fuerza pueden mantener su fuerza y ganar músculo combinando un ayuno intermitente, que también aumenta la pérdida de grasa.

El quinto mito dice que tendrás hambre, dolor de cabeza y ánimo desagradable.

Cuando comiences a hacer un ayuno intermitente, es posible que experimentes hambre y dolor de cabeza, pero es solo una cuestión de adaptarse. Luego, cuando agarres el ritmo, todo esto desaparecerá. Lo que sucede es que el cuerpo se está preparando para usar la grasa acumulada como energía. Este proceso puede tomar un poco de tiempo, por lo que estos síntomas aparecen, pero una vez superados desaparecen.

Esto es algo subjetivo sobre el tema del mal humor, ya que algunos estudios han demostrado que hacer un ayuno intermitente mejora el humor e incluso ayuda en casos de depresión y aumenta la alerta mental.

El sexto mito es que aumentas de peso.

El mito de que el ayuno intermitente hace que aumentes de peso es completamente absurdo, ya que numerosos estudios han demostrado que ayuda a perder grasa incluso mejor que las dietas hipocalóricas. Este tipo de alimentación ayuda a perder peso, según muchos estudios. Algunos argumentan que cuando se saltan la comida, cuando comen, lo hacen con más voracidad; es como si alguien no desayuna y luego está hambriento al almuerzo, pero ese no es el caso con este tipo de ayuno.

¿Cuáles Son Los Beneficios Del Ayuno Intermitente?

El ayuno intermitente es muy efectivo por muchas razones, una de ellas es que este tipo de dieta no solo limita la ingesta de calorías, sino que también cambia las hormonas del cuerpo para que comiencen a trabajar mejor con las reservas de grasa. El cuerpo experimenta varias transformaciones:

Mejorar la sensibilidad a la insulina, especialmente cuando se hace ejercicio, es crucial porque las personas con problemas de peso tienen problemas de peso debido a los niveles de insulina bajos y la asociación entre la quema de grasas.

Hay estudios que han demostrado que aumentar de peso interfiere con la capacidad de la insulina para reducir los niveles de azúcar en la sangre, lo que resulta en más insulina y ayuda a que se tenga más grasa. Esto es lo contrario a la resistencia a la insulina.

La secreción de la hormona del crecimiento acelera la síntesis de proteína y permite que la grasa esté disponible para ser utilizada como energía. O sea, comienzas a quemar grasa y a desarrollar músculo más rápidamente. Por esta razón, la hormona del crecimiento se consume en gran cantidad en el culturismo como sustancia dopante.

El ayuno intermitente activa la autofagia, que ayuda a reparar y regenerar el cuerpo eliminando las células dañadas.

Considere esto de esta manera: saltarse las comidas causa un déficit calórico, lo que resulta en una pérdida de peso, siempre y cuando no comas grandes cantidades de alimentos grasos y azúcares después.

Este tipo de dieta no te dice qué comer, pero debes cuidarte en la comida, no tan drástico como con una dieta convencional, pero tampoco afectando mucho tu dieta.

Se ha demostrado que el ayuno intermitente puede prevenir la diabetes tipo 2. Además, el cuerpo aprende a procesar los alimentos cuando puede comer.

Además, los estudios han demostrado que combinar el 16/8 con entrenamiento de fuerza reduce más grasa que el entrenamiento de fuerza solo; por lo tanto, es muy efectivo cuando se utiliza con ejercicios regulares.

En resumen, el ayuno intermitente funciona porque se adapta naturalmente a nuestro ritmo circadiano. Si no lo sabes, es un reloj interno que regula tu ritmo biológico.

¿En Qué Consiste Y Para Qué Sirve?

El término "ayuno intermitente" proviene del término latino "intermitente", que significa "interrumpido". Y es así. Y en realidad, todos lo estamos haciendo en nuestra vida diaria. Es prácticamente una fase de ayuno cuando no comemos nada, incluidas las horas de sueño. La palabra inglesa "breakfast" se refiere a "romper el ayuno". Primero, un ayuno es simplemente abstenerse de comer algo durante un período de tiempo específico. Sin embargo, los intervalos entre la ingesta de alimentos no son lo suficientemente largos como para que el ayuno tradicional tenga sus efectos positivos. Antes de que estos efectos comiencen correctamente, se interrumpen.

Los procesos digestivos pasan a primer plano tan pronto como se come la siguiente comida. Y aquí es donde el ayuno intermitente es crucial. Los descansos después de la comida deben ser lo suficientemente largos como para no interrumpir el funcionamiento del cuerpo. Esto ni siquiera necesita llevarse a cabo durante un día entero, a diferencia de las curas de ayuno tradicionales, que a veces duran semanas. Finalmente, el método de intervalo seleccionado determina la duración de las fases de ayuno. Estos representan las condiciones de vida de tiempos pasados, cuando la comida aún no estaba disponible las 24 horas del día.

Debido a que su ritmo nutricional puede cambiar a largo plazo, las intervalos de tiempo durante los cuales puede comer normalmente se alternarán constantemente con los intervalos de tiempo de ayuno an un ritmo adecuado para usted. El hecho de que el ayuno tenga efectos beneficiosos en la figura y la salud a largo plazo es crucial.

Esta tendencia proviene de los Estados Unidos y fue desarrollada por investigadores de animales de manera explícita. Desde hace mucho tiempo se conocen los beneficios para la salud de las pausas más largas para comer a partir de sus experimentos, pero ahora la humanidad está descubriendo este fenómeno por sí misma. Se realiza una extensa investigación y prueba. Francamente, el ayuno intermitente limita la cantidad de alimentos consumidos, no la cantidad de tiempo que se consume.

Sin embargo, el cambio brinda la oportunidad ideal para reflexionar sobre la calidad de su dieta, mejorarla y abandonar definitivamente los malos hábitos. Después de todo, cada tipo de ayuno es un concepto integral que también exige una buena salud mental y una buena salud emocional, que pueden resolverse y superarse. Por lo tanto, el ayuno intermitente también puede tener un impacto positivo en muchas áreas de la vida en las que inicialmente no se esperaba un cambio. La expectativa de las personas sobre el ayuno intermitente varía. Con frecuencia se centra en la pérdida de peso. Esto se logrará quemando de manera selectiva la grasa corporal acumulada. La idea de lograr el éxito sin restricciones alimentarias (como las dietas normales) es especialmente atractiva.

Se dice que el ayuno intermitente no pierde masa muscular importante, por lo que incluso los atletas de fuerza se atreven a hacerlo. En lo que respecta a los objetivos cosméticos, incluso va más allá de la figura que desea. El ayuno intermitente debe rejuvenecer y retrasar los procesos orgánicos de envejecimiento. Esto implica que generalmente se espera una mayor esperanza de vida, así como una mayor sensación de vitalidad y bienestar.

Todo esto tiene que ver con el hecho de que el cuerpo puede curarse y limpiarse a sí mismo si le dejamos tiempo. Se dice que un ayuno intermitente mejora el rendimiento cognitivo, la memoria y la concentración. Además, su estado mental se verá afectado, y esto en el mejor sentido: se dice que el ayuno intermitente te hace más feliz.

Esto podría deberse no solo al acercamiento al peso deseado, sino mucho más a los cambios en el estado de ánimo causados por la propia renuncia a la comida. Por si esto no fuera suficiente, el ayuno intermitente parece tener la capacidad de protegernos de todas las enfermedades. Si se permite al cuerpo hacer una pausa en la alimentación, se podrían evitar enfermedades cardíacas, trastornos de la presión arterial, enfermedades reumáticas, inflamaciones, enfermedades autoinmunes e incluso alergias, demencia y cáncer, entre otras, o se podrían mejorar sus síntomas y tener una evolución más positiva.

¿No son estas muchas las razones por las que el ayuno intermitente es tan bueno? Antes de pasar al segundo capítulo sobre cómo la ciencia actual evalúa todas estas tesis y si hay alguna evidencia en estos prometedores beneficios, deberíamos considerar primero cuánto tiempo han existido algunas de estas creencias y cómo todo comenzó con el ayuno. Para los practicantes de hoy en día, el ayuno intermitente se basa en nuestros orígenes.

Los Mitos Del Ayuno Intermitente

Incluso los profesionales de la salud siguen difundiendo muchos mitos sobre el ayuno. Deje de creer estos cinco mitos antes de aprovechar los beneficios de este enfoque nutricional.

El ayuno, junto con la dieta cetogénica, se ha vuelto popular en los últimos años como una forma de mejorar la dieta. Hay razones científicas y prácticas para seguir un régimen de ayuno controlado en muchas situaciones.

Sin embargo, incluso los profesionales de la salud que no se deshacen de ideas promovidas durante décadas y que se convirtieron en dogmas nutricionales siguen difundiendo mucha información que hoy sabemos que es errónea.

Necesitamos comer tres veces al día, por ejemplo.

Pero aquí tenemos cinco de los mitos erróneos más comunes sobre el ayuno, un estilo de alimentación que no es nuevo ni peligroso, respaldados por estudios científicos serios realizados en las últimas décadas.

Si es una moda temporal, también lo ha sido durante cientos de años.

1. Saltarse el desayuno aumenta el peso.

El mito que todavía se difunde como lo hacen los nutricionistas. Solo cuando la dieta diaria está (mal) basada en carbohidratos, es cierto que el desayuno es la comida más importante.

En 16 semanas, tanto si desayunaron como si no, las personas con sobrepeso o obesidad no cambiaron de peso, según estudios. No obstante, otros estudios indican lo contrario: aquellos que pierden peso a largo plazo suelen consumir el desayuno.

Tu metabolismo se ve afectado por lo que comes y cuándo comes el resto de las comidas del día, pero generalmente es bueno no desayunar hasta que te mueras de hambre.

Además, saltarse el desayuno solo te hará engordar si lo que comes más tarde es alto en calorías y bajo en grasas saludables, proteínas y micronutrientes, como harinas, pastas y azúcares.

Por lo tanto, no debes culparte por no desayunar; debes culparte por la mala nutrición de lo que comes.

2. Comer con frecuencia mejora su metabolismo, reduce el apetito, ayuda a perder peso y es saludable.

En las últimas décadas, ha habido un aumento en los casos de obesidad, diabetes y otros síntomas del Síndrome Metabólico. Comer tres o más veces al día no es la solución para mantener un peso saludable.

No es necesario que comamos tres veces al día, al contrario del consejo profesional convencional. Este consejo proviene de una costumbre que solo existe desde la revolución industrial, cuando el horario laboral hizo necesario establecer horarios de alimentación.

Según estudios recientes, comer con frecuencia aumenta el almacenamiento de grasas, lo que conduce a la diabetes y muchas otras enfermedades crónicas relacionadas con el exceso de calorías.

En otras palabras, comer más veces al día no mejora la tasa metabólica ni reduce el hambre, y mucho menos ayuda an adelgazar. Por el contrario, modifica la composición nutricional de lo que consume y la cantidad de tiempo que le da a su cuerpo para procesar metabólicamente estas calorías.

3. Tu cerebro necesita glucosa regularmente.

El confort proporcionado por la industria alimentaria en los últimos cien años es otro gran mito que no se basa en el funcionamiento metabólico del cuerpo humano.

Hasta la fecha, la norma nutricional sigue considerando el consumo de carbohidratos en la composición de los alimentos necesarios porque "los carbohidratos aportan energía". Y lo realizan. Sin embargo, el uso de esa energía es limitado en el tiempo. Esto se debe a que los carbohidratos son un combustible fácil de quemar y barato. pero también para el almacenamiento. Y no es esencial.

Las grasas pueden producir fácilmente más y mejor energía para el cuerpo humano. Además, el metabolismo humano ha evolucionado para sintetizar la glucosa, que es esencial para el cerebro y otros tejidos, así como otros macronutrientes como proteínas y lípidos. Como resultado, no necesitamos consumir carbohidratos directamente de los alimentos. Además, carbohidratos menos refinados.

Ahora sabemos lo que los inuit y todos nuestros antepasados aprovecharon antes de la adopción de la agricultura: el cuerpo humano, incluido el cerebro, funciona mejor en un estado de cetosis, es decir, sin carbohidratos y con la grasa como principal fuente de energía.

4. El ayuno hace que su cuerpo se sienta inanición y pierda músculo.

Como mencionamos en un capítulo anterior, es una leyenda urbana que el ayuno es la única forma de perder músculo. Por varias razones, combinar ejercicio y ayuno es mejor.

Sin embargo, seguimos los consejos sobre comer antes de hacer ejercicio porque el ayuno promueve el famoso estado de inanición. Este mito dice que si no comemos durante varias horas o días, nuestro cuerpo se comerá a sí mismo, y cuando ocurra lo contrario, nuestro músculo se degradará.

De acuerdo con varios estudios, ahora sabemos que el estado de ayuno ayuda a las hormonas que ayudan a mantener y desarrollar los músculos. Si es verdad el mito del "modo de inanición", la humanidad habría desaparecido hace mucho tiempo durante una de las muchas épocas de escasez de alimentos.

En muchas de sus charlas sobre el tema, el Dr. Jason Fung explica que "el cuerpo no es estúpido" y ha evolucionado para consumir proteínas musculares solo como último recurso, precisamente porque el músculo es lo que se necesita para moverse y comer.

5. El ayuno hace que comas demasiado

Claro. Pero solo si tiene la costumbre de comer comidas de baja calidad nutricional.

Si esperamos varias horas para comer, comeremos mucho más de lo necesario porque lo que comemos son calorías que se ahorran o se queman rápidamente. Sin embargo, como en el caso del músculo conservado y del ganado, ayunar comiendo los alimentos correctos lo ayudará a necesitar menos alimentos para funcionar no solo de la misma manera, sino mejor.

Una vez pasado el tiempo de adaptación, que varía según tus hábitos alimentarios y genéticos, será más fácil ayunar durante más tiempo, en lugar del revés, como todavía creen muchas personas, incluidos los profesionales de la salud.

El ayuno reduce los niveles de insulina, aumenta la tasa metabólica (la velocidad a la que quemas calorías), los niveles de norepinefrina y hormona del crecimiento, lo que te hace perder grasa en lugar de ganarla. Esto se ha demostrado en numerosos estudios.

El ayuno intermitente se está volviendo tan popular como un método para perder peso y combatir enfermedades como la diabetes.

Las Tres Desventajas Del Ayuno Intermitente

El ayuno intermitente es un método para controlar su consumo calórico y mejorar su salud metabólica.

Aunque el patrón de alimentación puede ser una parte importante de una dieta saludable, es probable que tenga que hacer algunas modificaciones al principio. En resumen, el ayuno intermitente no funciona para todos.

Al probar el ayuno intermitente por primera vez, estos son algunos problemas que podría encontrar.

1. Podría contradicer tu intuición.

El ayuno intermitente requiere planificación, disciplina y moderación.

Al principio, usar esas tácticas para mantener su ingesta de calorías dentro de un período de tiempo determinado puede parecer poco natural para algunas personas, pero para otras no es un problema. Puede ser particularmente cierto si está acostumbrado a depender de su intuición para determinar cuándo comer. Además, el ayuno intermitente puede ser frustrante si prefiere no seguir un horario estricto.

Además, si su horario tiende a cambiar diariamente debido al trabajo, la familia u otras obligaciones, puede ser difícil mantener su ingesta de calorías durante un período de tiempo determinado.

2. Probablemente experimentes hambre.

Si no está acostumbrado an ayunar, incluso un ayuno de 8 o 12 horas puede parecer mucho tiempo.

Tiene la capacidad de dormir sin comer varias veces por semana. Eso puede ser desagradable e insostenible a largo plazo, naturalmente.

Para evitar romper el ayuno antes de lo previsto, a veces puede ser necesario anular sus señales naturales de hambre y saciedad.

No significa que no pueda acostumbrarse al ayuno. Una vez que te hayas acostumbrado an un régimen de ayuno intermitente, es posible que incluso te sientas menos hambriento.

Muchas personas se adaptan a la rutina y, después de unos meses, algunas incluso la disfrutan. Sin embargo, la frustración y el hambre son algo que se espera y de lo que se debe estar consciente desde el principio.

3. Los efectos secundarios pueden alterar su estado de ánimo.

Una de las primeras cosas que puede notar al comenzar el ayuno intermitente son los cambios en su estado de ánimo, además de sentirse más hambriento.

Es comprensible. El ayuno puede causar efectos secundarios como dolores de cabeza, estreñimiento, fatiga, problemas de sueño y más, además de aumentar inicialmente el hambre.

Además, la ansiedad y la irritabilidad son síntomas comunes de niveles bajos de azúcar en la sangre. Es una reacción normal del cuerpo al ayuno o la restricción de calorías.

No obstante, al igual que el hambre, el ayuno intermitente puede tener otros efectos secundarios que mejorarán con el tiempo y la práctica.

El ayuno intermitente puede darle una sensación de éxito u orgullo una vez que haya tenido tiempo para adaptarse.

¿Quién debe prestar atención o evitarlo?

No todos pueden seguir el ayuno intermitente.

No debe ayunar sin consultar primero an un médico si tiene bajo peso o antecedentes de trastornos alimentarios.

Puede ser muy dañino en estos casos.

¿Es necesario que las mujeres ayunen?

Es posible que el ayuno intermitente no sea tan beneficioso para las mujeres como para los hombres, según algunos estudios.

Un estudio realizado en 2005 encontró que la sensibilidad a la insulina en los hombres se mejoró, mientras que en las mujeres, el control del azúcar en la sangre se deterioró.

Aunque no hay estudios en humanos sobre este tema, los estudios más antiguos en ratas han encontrado que el ayuno intermitente puede causar demacrado, masculinización, infertilidad y pérdida de ciclos en las ratas hembras.

Hay varias historias de mujeres que comenzaron an ayunar intermitentemente y sus períodos menstruales se detuvieron cuando volvieron a su régimen de alimentación normal.

Por estas razones, es importante que las mujeres tomen precauciones al ayunar intermitentemente.

Deben seguir varias pautas, como facilitar la práctica y detenerse de inmediato si tienen problemas como amenorrea.

Considere dejar de lado el ayuno intermitente por el momento si está tratando de concebir y tiene problemas de fertilidad. También es probable que este patrón de alimentación sea incorrecto si está embarazada o amamantando.

Seguridad y consecuencias

El principal efecto secundario del ayuno intermitente es el hambre.

También puede sentirse débil y su cerebro puede no funcionar como solía.

Puede que solo sea temporal porque su cuerpo puede tardar en acostumbrarse a su nuevo horario de comidas.

Antes de probar el ayuno intermitente, debe hablar con su médico si tiene alguna condición médica.

Es esencial si tiene diabetes.

Tiene problemas para controlar el azúcar en la sangre.

Tener una baja presión arterial.

Está tomando medicamentos.

Su peso es bajo.

Tener antecedentes de problemas de alimentación.

¿Es una mujer que intenta concebir?

¿Las mujeres tienen historial familiar de amenorrea?

¿Estás amamantando o embarazada?

A pesar de todo, el ayuno intermitente tiene un perfil de seguridad excelente. Si está bien alimentado y bien nutrido en general, no comer por un tiempo es peligroso.

Preguntas comunes

Las preguntas más comunes sobre el ayuno intermitente están respondidas aquí.

1. ¿Puedo consumir líquidos mientras ayuno?

Sí. Las bebidas sin calorías, como el agua, el café, el té, están bien. No ponga azúcar en su café. Puedes tomar una pequeña cantidad de leche o crema.

Durante un ayuno, el café puede calmar el hambre.

2. ¿No es beneficioso no comer el desayuno?

No. El problema radica en que la mayoría de las personas que se saltan los estereotipos de desayuno llevan estilos de vida poco saludables. La práctica es completamente saludable si te aseguras de comer alimentos saludables durante el resto del día.

¿Es seguro tomar suplementos mientras estoy en ayunas?

Sí. Recuerde que algunos suplementos, como las vitaminas liposolubles, pueden funcionar mejor con la comida.

4. ¿Es posible hacer ejercicio mientras estoy en ayunas?

Sí, el entrenamiento en ayunas es adecuado. Algunas personas sugieren tomar aminoácidos de cadena ramificada antes de entrenar en ayunas.

5. ¿Es posible que el ayuno provoque la pérdida de masa muscular?

Porque todos los métodos para perder peso pueden provocar la pérdida de masa muscular, levantar pesas y mantener un alto consumo de proteínas son esenciales. En un estudio realizado en 2011, se encontró que un ayuno intermitente, en comparación con una restricción calórica habitual, provoca menos pérdida de masa muscular.

¿El ayuno retrasará mi metabolismo?

No. Según investigaciones anteriores, los ayunos a corto plazo aumentan el metabolismo. Sin embargo, los ayunos más largos de tres o más días pueden hacer que el metabolismo se desacelere.

¿Es necesario que los niños ayunen?

Es posible que no sea una buena idea permitir que su hijo ayune.

una excelente herramienta para perder peso

El motivo más común para probar el ayuno intermitente es perder peso.

El ayuno intermitente puede resultar en una reducción automática de la ingesta de calorías al hacer que coma menos comidas.

El ayuno intermitente también altera los niveles hormonales para ayudar a perder peso.

Además de aumentar los niveles de la hormona del crecimiento y reducir la insulina, libera la hormona norepinefrina, que quema grasa.

El ayuno a corto plazo puede aumentar su tasa metabólica entre un 3,6 y un 14

% debido an estos cambios en las hormonas.

El ayuno intermitente provoca la pérdida de peso al cambiar ambos lados de la ecuación de calorías al ayudarlo a comer menos y quemar más calorías.

Según los estudios, el ayuno intermitente puede ser una herramienta poderosa para ayudar a las personas a perder peso.

Un estudio de revisión de 2014 encontró que este patrón de alimentación puede causar una pérdida de peso del 3 al 8 % durante 3 a 24 semanas; esta es una pérdida significativa en comparación con la mayoría de los estudios de pérdida de peso.

El mismo estudio también encontró que las personas perdieron entre el 4 y el 7 % de la circunferencia de la cintura, lo que indica una pérdida significativa de la grasa abdominal dañina que se acumula alrededor de los órganos y causa enfermedades.

Otro estudio realizado en 2011 encontró que el ayuno intermitente provoca menos pérdida de masa muscular que la restricción calórica continua tradicional.

Recuerda que el ayuno intermitente funciona porque te ayuda a comer menos calorías en general. Si se da atracones y come cantidades excesivas durante sus períodos de alimentación, es posible que no pierda peso.

Tenga en cuenta que este patrón de alimentación no es una dieta. Aunque se habla menos de los alimentos que debe comer, se pone más énfasis en cuándo debe comer esos alimentos. ¿Esto significa que tienes la libertad de comer lo que quieras?

Desafortunadamente, en el ayuno intermitente, obtendrá lo que pone, a diferencia de cualquier otra cosa. Uno de los tres componentes que contribuyen al éxito de la quema de grasa es una alimentación limpia. ¿Esto significa que debes comer solo brócoli y pollo? No es obvio que no. Como ya sabes, la moderación es fundamental aquí porque somos humanos y disfruto del ayuno intermitente.

Es importante tener en cuenta que el ayuno intermitente no es una moda nueva; solo será una tendencia por un tiempo antes de desaparecer, como lo hacen la mayoría de los programas de pérdida de peso. Ha existido durante mucho tiempo y ha sido famoso durante mucho tiempo. Incluso ahora está aprendiendo sobre el ayuno intermitente. Es una de las principales tendencias actuales en salud y ejercicio en todo el mundo. Muchos especialistas en salud y bienestar lo recomiendan.

En el siguiente capítulo, veremos más sobre cómo funciona el ayuno intermitente.

¿Cuál Es El Significado Del Ayuno Intermitente?

El método de alimentación conocido como ayuno intermitente consiste en alternar entre períodos de ayuno y períodos de alimentación.

No dice qué debe comer, sino cuándo debe hacerlo.

En este sentido, no es una dieta en el sentido tradicional, sino más bien un patrón de alimentación.

Los ayunos intermitentes incluyen ayunos de 16 horas al día o ayunos de 24 horas, dos veces por semana.

A lo largo de la evolución humana, el ayuno ha sido una práctica. Los cazadores-recolectores antiguos no tenían supermercados, refrigeradores ni alimentos disponibles todo el año. En ocasiones, no pudieron encontrar nada para comer.

En consecuencia, los humanos evolucionaron para poder sobrevivir sin alimentos durante períodos prolongados de tiempo.

De hecho, comer tres o cuatro comidas al día es más natural que ayunar de vez en cuando.

Incluso en el Islam, el cristianismo, el judaísmo y el budismo, el ayuno también se hace con frecuencia por motivos religiosos o espirituales. En la comunidad de salud, actualmente es muy popular.

El método de ayuno intermitente de El2 alterna entre ayuno y no ayuno durante un período de tiempo determinado. El ayuno intermitente no es una forma de privarse, sino de dividir sus calorías de manera diferente a las tres comidas principales y una rutina de refrigerios.

Se cree que el ayuno intermitente ayuda a perder peso porque mejora la respuesta del cuerpo a la insulina. La insulina, una hormona que se libera cuando come, hace que el hígado, los músculos y las células grasas almacenen la glucosa.

Los niveles de glucosa en la sangre disminuyen durante un ayuno, lo que provoca una disminución en la producción de insulina. Como resultado, el cuerpo comienza a quemar los carbohidratos que ha acumulado. Después de un ayuno de doce horas, su cuerpo se queda sin energía almacenada y comienza a quemar la grasa.

Los beneficios y desventajas del ayuno intermitente.

El término "ayuno intermitente" se refiere an un ciclo de alimentación que incluye intervalos de 12 a 36 horas de ayuno. Los científicos están investigando el ayuno intermitente en animales, pero también puede tener ventajas para los humanos.

Según la investigación, el ayuno intermitente tiene una serie de ventajas, que incluyen:

pierde peso

Mejorar el bienestar general

reducir el riesgo de enfermedades crónicas.

Mejorar la salud mental

perder peso

Según la investigación, el ayuno intermitente puede ayudar a perder peso. El ayuno intermitente puede ayudar a perder peso al reducir la insulina. El cuerpo descompone los carbohidratos en glucosa, que las células pueden usar como energía o convertir en grasa para su uso posterior.

La hormona que permite que las células tomen glucosa es la insulina. Cuando una persona no consume alimentos, sus niveles de insulina disminuyen. Es posible que durante un período de ayuno, la disminución de los niveles de insulina haga que las células liberen sus reservas de glucosa como energía. La pérdida de peso puede resultar de repetir este proceso con frecuencia, como el ayuno intermitente.

El ayuno intermitente también puede reducir el consumo general de calorías, lo que también puede ayudar a perder peso. ¿Cuáles son los hallazgos de los estudios? Un análisis sistemático publicado en la revista "Molecular and Cellular Endocrinology" en 2015 analizó los datos de cuarenta investigaciones distintas sobre el ayuno intermitente.

Los investigadores llegaron a la conclusión de que funciona para reducir el peso corporal. Un estudio de 2017 analizó cómo el ayuno intermitente y una dieta de restricción calórica típica afectaron la pérdida de peso durante un año. Ambas dietas funcionaron para perder peso de la misma manera. Para otros marcadores de salud, como la presión arterial o la frecuencia cardíaca, no hubo diferencias significativas entre los dos grupos.

Según la investigación más reciente, el ayuno intermitente puede ser un método efectivo para controlar el peso. Aunque es poco probable que sea más beneficioso que la restricción calórica tradicional, el ayuno intermitente puede ser más fácil para algunos.

WebMed afirma que alternar ayunos con intervalos de alimentación puede ayudar a perder peso, pero no mucho más de lo que lo haría al reducir las calorías.

Varady realizó un estudio sobre 100 adultos obesos que comparó el ayuno en días alternos con la restricción de calorías. Las personas que realizaban ayunos de días alternos habían perdido alrededor del 6% de su peso corporal después de un año.

El grupo de restricción calórica había perdido aproximadamente el 5,3 por ciento de su peso. El ayuno en días alternos resultó en una pérdida de peso del 3 al 8 %. La alimentación limitada en el tiempo redujo la pérdida de peso un poco, alrededor del 3 al 4 %.

Su cuerpo está atrapado en el proceso de digestión después de comer. El enfoque se cambia an otras áreas, como mantener un rendimiento óptimo y reparar el daño celular, cuando se toma un descanso de la comida. Según Varady, "le da tiempo a nuestros cuerpos para sanar, porque no están lidiando con la afluencia de nutrientes constantemente". Y es beneficioso para tu salud general. Según las primeras investigaciones, un ayuno intermitente podría aliviar significativamente la presión arterial alta, el azúcar en la sangre y el colesterol, entre otros problemas cardíacos.

Un menor riesgo de desarrollar diabetes tipo 2

El ayuno intermitente también puede ayudar a prevenir la diabetes porque puede ayudar a perder peso y influir en otros factores que aumentan el riesgo de desarrollar diabetes.

Uno de los principales factores de riesgo para desarrollar diabetes tipo 2 es tener sobrepeso u obesidad. Un artículo de revisión publicado en 2014 en la revista "Translational Research" examinó la evidencia de que el ayuno intermitente puede reducir la glucosa en la sangre y los niveles de insulina en personas con riesgo de diabetes.

Según los autores, el ayuno intermitente, también conocido como ayuno en días alternos, puede ayudarlo a perder peso y reducir su riesgo de desarrollar diabetes. Los investigadores encontraron disminuciones en los marcadores de la diabetes, como la sensibilidad a la insulina, entre los adultos obesos y sobrepeso.

Por lo tanto, creen que el ayuno intermitente podría reducir el riesgo de desarrollar diabetes tipo 2 en este grupo de personas.

Courtney Peterson, doctora en ciencias de la nutrición y profesora asistente en el departamento de ciencias de la nutrición de la Universidad de Alabama, investiga cómo el ayuno intermitente afecta la diabetes, la presión arterial y las enfermedades cardíacas. Según ella, durante la práctica, algunos de sus participantes experimentaron una caída de la presión arterial de 10 an 11 puntos. Eso es un impacto significativo. Se trata de un fármaco para bajar la presión arterial.

Ella afirma que la mayoría de los beneficios para la salud del ayuno se deben probablemente a la pérdida de peso, y algunas personas con diabetes tipo 2 también podrían beneficiarse.

Peterson afirma que las investigaciones sugieren que el ayuno intermitente mejora los niveles de azúcar en la sangre de las personas con diabetes tipo 2.

Mejorar el bienestar del corazón

Además, los investigadores han descubierto que el ayuno intermitente podría mejorar la salud cardiovascular tanto en humanos como en animales, reduciendo la presión arterial, la frecuencia cardíaca, el colesterol y los triglicéridos. Los triglicéridos son un tipo de grasa en la sangre que está relacionado con enfermedades cardíacas.

Retarda el proceso de envejecimiento

Los estudios realizados en ratones y otros animales han demostrado que el ayuno intermitente también puede retrasar el envejecimiento y prolongar la vida útil.

Peterson afirma que las investigaciones sobre el ayuno intermitente en humanos aún están en sus primeros pasos. "Probablemente habrá un estudio en adultos mayores para ver si algunos indicadores de envejecimiento, como la pérdida de masa muscular, pueden disminuir".

Casi todos pueden ayunar de 10 a 12 horas durante la noche (por ejemplo, cena a las 7 p.m. y desayuno a las 7 a.m.) Un beneficio aquí es menos tiempo para comer an altas horas de la noche, que normalmente es mejor para perder peso.

El ayuno intermitente tiene algunos inconvenientes.

El ayuno durante el día es mucho más difícil y puede causar daño si un nivel bajo de azúcar en la sangre lo hace somnoliento o simplemente irritable. Algunas personas pueden sufrir de dolor de cabeza. Por supuesto, el ayuno durante largos períodos de tiempo puede dificultar la obtención de nutrientes a tiempo y puede enlentecer el metabolismo.

Otra desventaja es que en los días de no ayuno, algunas personas pueden comer demasiado, lo que anula el propósito de seguir ese plan. Si, por ejemplo, hace un ayuno en un día diferente y solo piensa en la comida, esto puede afectar su enfoque y su desempeño en el trabajo.

El ayuno intermitente también puede tener consecuencias sociales. ¿Está planeando una cena con amigos? Como el ayuno intermitente puede afectar su vida social y cómo manejará estas circunstancias.

El ayuno intermitente puede tener varios efectos secundarios, como muchas dietas. Muchas personas sufren

Falta de energía, estrés y dolor de cabeza.

Falta de atención

El malvado genio.

Finalmente, he oído hablar de personas que usan los días en los que no ayunan para llenarse con comidas chatarra como pizza, postres, papas fritas y otras comidas que no son saludables.

Aunque pueda perder peso debido a la falta de calorías en otros días, no disfrutará de los beneficios de una dieta saludable.

¿Cómo comenzar?

Es importante tomar precauciones antes de comenzar a hacer un ayuno intermitente si nunca lo ha hecho. Le daré algunas recomendaciones a continuación:

1. Consulte a su médico antes de comenzar.

especialmente si tiene alguna condición médica o está tomando algún medicamento. Si se siente enfermo, no haga un ayuno intermitente.

2. Mantenga una rutina de ayuno intermitente sencilla.

El consumo de solo agua pura (plana o con gas) o café o té sin azúcar se conoce como ayuno.

3. Manténgase simple.

Coma sus comidas regulares durante el tiempo que pueda. El ayuno intermitente funciona mejor cuando se combina con una dieta baja en carbohidratos, y es importante que cuando termine el ayuno, no comience a comer comida chatarra.

4. Elegir una estrategia

El hecho de que un método de ayuno intermitente haya funcionado para un amigo no significa que sea el mejor para usted. Investiga todos los métodos y elija el que sea más compatible con su estilo de vida y sostenible. No hay un plan mejor o más efectivo; el plan mejor para usted es el que sea el mejor para usted. Podrá encontrar información sobre estos métodos en la Parte 2 de este libro.

6. Comience gradualmente

Es mejor tomar un ayuno intermitente paso a paso, incluso si no suele saltar directamente a la piscina. Es más probable que tenga efectos secundarios terribles, como dolores de cabeza, mareos e incluso náuseas, si pasa de comer tres comidas y tres bocadillos al día a comer solo 500 calorías al día (plan 5: 2).

Tómese varias semanas para adaptarse a la estrategia que ha seleccionado. Escuche a su cuerpo y coma si lo necesita si está especialmente hambriento en un día determinado, no se siente bien o espera su período. Al principio, es posible que deba cambiar su rutina de ejercicios. El deseo de hacer ejercicio intenso hará que sea mucho más difícil seguir su plan.

Consejos útiles sobre cómo manejar el hambre

Tenga en cuenta constantemente la razón por la que está ayunando: si se concentra en su objetivo cuando le golpeen los ataques de hambre, podrá superarlos mejor.

¡Tome mucha agua! Mantenerse hidratado ayudará a prevenir la deshidratación y el hambre. Cuando tenga hambre, tome un vaso de agua.

Tenga té verde o café negro. Otras bebidas sin calorías que pueden ayudar a controlar el hambre son el té de hierbas y el agua con gas. Manténgase alejado de los refrescos y bebidas con edulcorantes artificiales.

Manténgase ocupado: trabajando, paseando, pasando tiempo con amigos, limpiando la casa, etc. ¡Es una ventaja hacer cualquier cosa que ocupe tu cerebro lejos de la comida!

Manténgase alejado de la comida: cuando comienza an ayunar por primera vez, es muy difícil resistir la tentación de comer. Comprar comestibles, pasar por su panadería favorita, ayunar en la cena de cumpleaños de sus amigos o preparar comida para otros no lo hará más difícil. Con el tiempo, su capacidad mental se desarrollará, sin embargo, en un principio, tenga en cuenta la frase: "Si no lo veo, no puedo comerlo".

¿Quiénes no deben comer ayunas?

¿Existe un peligro potencial para la salud?

No todos pueden seguir el ayuno intermitente. Según el Dr. Michael Mosley, las personas que tienen una de las siguientes afecciones no deberían hacer un ayuno intermitente:

estar por debajo de su peso promedio

tener problemas de alimentación

tener diabetes tipo 1 o tipo 2 que está siendo controlado por medicamentos

Está embarazada o amamantando

Había sido operado recientemente.

tener problemas de salud mental

Tener fiebre o enfermedades

El ayuno intermitente tiene algunas desventajas, según los experimentos.

cambiando su estado de ánimo

extremo hambre energía escasa

pensamientos alimenticios obsesivos

comportamiento alimenticio excesivo

Sin embargo, la mayoría de las personas reportan estos sentimientos y comportamientos después de las primeras semanas de ayuno intermitente.

La gente sana puede hacer un ayuno intermitente. Los efectos secundarios suelen ser mínimos, como estreñimiento y dificultad para respirar. Ambos problemas pueden solucionarse bebiendo más agua.

No todos pueden disfrutar de este tipo de dieta. Varady no lo recomienda para las personas con trastorno por atracones, ya que pueden comer demasiado durante sus días. Y si es un tipo de persona que no puede pasar más de unas pocas horas sin comer porque se siente mal, otros planes de alimentación podrían funcionar mejor para usted.